DE

L'ACTION DE L'AIR SUR LES PLAIES

AU POINT DE VUE

HISTORIQUE ET DOCTRINAL

MÉMOIRE

COURONNÉ PAR LA SOCIÉTÉ NATIONALE DE CHIRURGIE DE PARIS

Prix Gerdy, concours de 1875

PAR

Le docteur Gustave PUEL

LAURÉAT DE L'ACADÉMIE DE MÉDECINE (PRIX DE L'ACADÉMIE, CONCOURS 1873)
MEMBRE C^{nt} DE LA SOCIÉTÉ NATIONALE DE CHIRURGIE DE PARIS
LAURÉAT ET MEMBRE C^{nt} DE LA SOCIÉTÉ DE MÉDECINE D'ANVERS
(MÉDAILLE DE VERMEIL, CONCOURS 1874)

PARIS

G. MASSON, ÉDITEUR

LIBRAIRE DE L'ACADÉMIE DE MÉDECINE

BOULEVARD SAINT-GERMAIN, EN FACE DE L'ÉCOLE DE MÉDECINE

M DCCC LXXVI

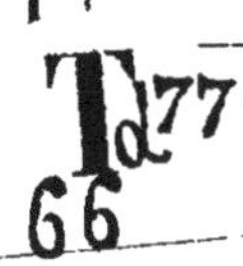

L'ACTION DE L'AIR SUR LES PLAIES

AU POINT DE VUE

HISTORIQUE ET DOCTRINAL

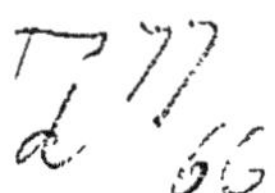

CLICHY. — IMPRIMERIE PAUL DUPONT, RUE DU BAC-D'ASNIÈRES, 12.

DE

L'ACTION DE L'AIR SUR LES PLAIES

AU POINT DE VUE

HISTORIQUE ET DOCTRINAL

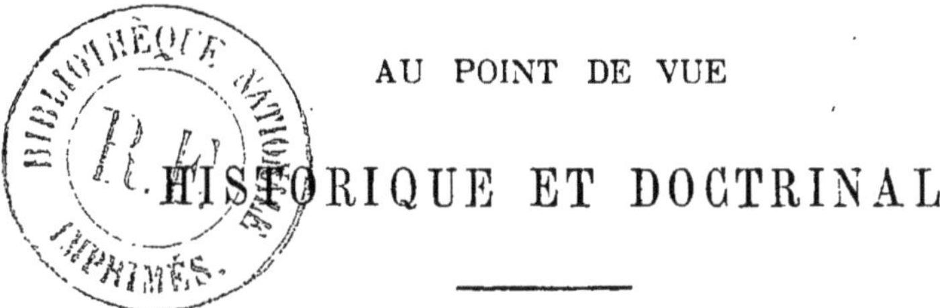

MÉMOIRE

COURONNÉ PAR LA SOCIÉTÉ NATIONALE DE CHIRURGIE DE PARIS

Prix Gerdy, concours de 1875

PAR

Le docteur Gustave PUEL

LAURÉAT DE L'ACADÉMIE DE MÉDECINE (PRIX DE L'ACADÉMIE, CONCOURS 1873)
MEMBRE C^{nt} DE LA SOCIÉTÉ NATIONALE DE CHIRURGIE DE PARIS
LAURÉAT ET MEMBRE C^{nt} DE LA SOCIÉTÉ DE MÉDECINE D'ANVERS
(MÉDAILLE DE VERMEIL, CONCOURS 1874)

PARIS

G. MASSON, ÉDITEUR

LIBRAIRE DE L'ACADÉMIE DE MÉDECINE

BOULEVARD SAINT-GERMAIN, EN FACE L'ÉCOLE DE MÉDECINE

—

M DCCC LXXVI

DIVISION DU SUJET.

La question ainsi posée et les circonstances toutes particulières d'actualité dans lesquelles elle nous est soumise, tracent, pour ainsi dire, le cadre que nous aurons à remplir pour y répondre, et indiquent même, nous paraît-il, l'esprit qui doit présider à ces recherches.

Elle implique nécessairement :

1° Un exposé historique;

2° Une détermination de l'action de l'air sur les plaies, telle qu'on peut l'effectuer dans l'état actuel de nos connaissances, inséparable d'ailleurs d'une discussion impartiale et rigoureuse des interprétations doctrinales dont elle est l'objet.

Pour satisfaire à cette première condition du programme, deux voies s'offraient à nous : Une énumération par ordre chronologique des opinions émises par les auteurs touchant l'action de l'air sur les plaies, aux diverses époques de leur histoire; ou bien une recherche analytique du rôle qu'on lui assigne dans les diverses théories explicatives de leurs phénomènes locaux et généraux physiologiques ou morbides, suivant qu'il est pur ou cliniquement impur. C'est cette dernière que nous avons suivie, car, en nous conduisant à fouiller le sujet sous toutes ses faces, elle ne permettait de laisser inexplorée aucune des interprétations doctrinales dont cette action de l'air sur les plaies a pu être l'objet. Or c'est précisément là le point de vue auquel on nous demande de poursuivre cette étude, tout en accordant à la partie historique les développements que comporte son importance. Puisse cette circonstance faire excuser la prolixité de cette première partie de notre mémoire.

Dans le cours de cet exposé historique, nous rechercherons donc quelle a été l'interprétation donnée de l'action de l'air sur les plaies, depuis les temps les plus reculés jusqu'à nos jours :

1° Comme action propre ;

2° Comme action de milieu miasmatique dans ses rapports avec leurs phénomènes locaux et généraux physiologiques ou morbides.

Pour mieux compléter nos connaissances à cet égard, nous l'apprécierons encore, d'après les conséquences pratiques qu'elle a pu inspirer.

La détermination de l'action de l'air sur les plaies telle qu'on peut la comprendre, dans l'état actuel de la science, constitue un problème fort complexe, pour la solution duquel on ne saurait trop procéder avec méthode et circonspection. Qu'on nous permette donc quelques explications sur celle que nous avons adoptée comme guide, sur un terrain aussi brûlant.

En théorie comme en clinique, l'action de l'air sur les plaies est une action collective. Dans ce conflit, nous voyons en effet deux agents en présence, réagissant l'un sur l'autre et susceptibles tous les deux de variations nombreuses et incessantes dans les conditions de leur mise en rapport : d'un côté la plaie, variable quant à son siége, sa forme, son étendue, les divers tissus qu'elle intéresse, son âge, ses produits, le terrain organique enfin sur lequel elle évolue ; de l'autre l'air, soumis aux vicissitudes météorologiques, variable quant à sa température, son état hygrométrique, électrique, de pression, variable encore, suivant qu'il est pur ou impur, que cette impureté provienne de gaz étrangers, de principes volatils, de miasmes ou tous autres corpuscules tenus en suspension.

Pour déterminer avec quelque rigueur cette action de l'air sur les plaies, il faudrait donc au préalable établir par voie analytique les actions réciproques de ces deux agents, dans les conditions particulières d'activité qui leur sont propres et que nous venons d'énumérer. Nul doute que ces recherches ne fussent fructueuses, conduits que nous serions en suivant cette voie à une appréciation raisonnée de ces influences occultes de climatologie et de milieux, qui s'exerçant sur les plaies, constituent autant d'inconnus que la chirurgie moderne s'attache surtout à pénétrer. Mais, hâtons-nous d'en faire l'aveu, nous ne saurions suffire à cette tâche. Si chaque jour la science des milieux s'enrichit, si on commence à savoir quelque chose de la chair chirurgicale, les statistiques internationales n'ont été que fort peu scrutées au point de vue de la recherche des influences des climats. C'est donc en vain que nous nous débattrions impuissant à conclure, au milieu de questions aussi complexes, faiblement secondé d'une part, par une littérature médicale fort peu riche en documents se rattachant au sujet, et de l'autre, absolument dépourvu de tout acquis personnel.

Pour ces motifs nous avons dû renoncer à le traiter à ce point de vue, dans un sens aussi général. Il nous a paru d'ailleurs, qu'aux termes mêmes en lesquels il nous était soumis, nos recherches devaient être circonscrites.

Prenant donc successivement à parti chacun des phénomènes. *locaux* ou *généraux physiologiques* ou *morbides*, nous étudierons quelle est la part qui revient à l'action de l'air sur les plaies dans leur production. En ce qui concerne les phénomènes généraux, leur pathogénie est de nos jours l'objet d'interprétations doctrinales constestées, dans lesquelles l'action de l'air est diversement comprise. Tout en ayant garde d'omettre de la discuter telle que ces doctrines nous la présentent, nous n'oublierons pas que c'est à la déterminer telle qu'elle est en réalité, que doivent tendre nos efforts. Aussi est-ce exclusivement aux conditions étiologiques qui président aux divers mo les de développement de ces phénomènes généraux, que nous demanderons les secrets de son action. L'exécution de ce programme constituera la seconde partie de ce mémoire.

Dans la troisième enfin, nous aurons à établir quelle est l'action de l'air sur les plaies dans ses rapports avec l'intoxication putride à l'état autochthone et à l'état hétérochthone que les recherches cliniques de la seconde partie nous auront démontrées, condition essentielle de développement de la plupart des fièvres chirurgicales soit, à l'état sporadique soit à l'état endémique et épidémique.

Tel est le programme que nous nous proposons de remplir dans cette étude. Il nous a paru le plus propre à permettre de traiter le sujet, d'une difficulté d'exposition d'ailleurs incontestable. au point de vue spécial qui nous était demandé.

PREMIÈRE PARTIE.

EXPOSÉ HISTORIQUE.

Il faut arriver au siècle d'Hippocrate pour trouver dans l'histoire des plaies, les premières notions intéressant le sujet qui nous occupe. Jusqu'à cette époque, la pratique chirurgicale, livrée à l'empirisme le plus déréglé, dépourvue de méthode, ne pouvait donner lieu en effet à une observation réfléchie de leurs divers phénomènes, à une interprétation doctrinale quelconque les concernant.

Hippocrate.

Pour Hippocrate la puissance morbigène de l'air atmosphérique est celle que nous verrons reconnue longtemps encore dans la pathologie des anciens.

« *Aer mortalibus solus vitæ et morborum est auctor*[1] . »

Il n'est pas d'ailleurs sans avoir remarqué l'action spéciale qu'il exerce sur les plaies comme en témoignent ses écrits et ceux de la collection de Cos.

— L'air qui pèche par un excès de froideur est on ne peut plus préjudiciable aux plaies et aux ulcères; il crispe leurs bords, les rend calleux; il empêche le bon mélange du pus, laisse accumuler les humeurs, favorise leur reflux et de nouvelles congestions parce qu'il bouche les pores, qu'il coagule les liquides et met obstacle au mouvement. Le froid est ennemi du cerveau, des nerfs, des os, et généralement de toute notre nature. Aussi est-il contraire aux ulcères en séchant les excréments qui ensuite minent

---

[1] Lib. *De flatibus,* traduit de J. Cornarius, p. 103.

l'ulcère, empêchant la suppuration d'autant mieux que cette partie n'est pas habituée à être découverte de sa peau [1].

— L'air froid mord les ulcères, endurcit la peau, cause la douleur sans suppuration, produit des noirceurs, des frissons fiévreux, des convulsions et du tétanos [2].

Nous le voyons encore invoquer cette action nuisible de l'air froid pour expliquer la plus grande fréquence des abcès pendant l'hiver et les difficultés de les guérir en cette saison.

D'après Hippocrate, c'est donc à l'abaissement de sa température que l'air devrait ses propriétés irritantes s'exerçant sur les plaies.

D'après L. Boyer [3] il n'ignorait pas les dangers de sa pénétration dans les cavités enflammées et l'innocuité bien plus grande des solutions de continuité quand la peau est respectée, ce qui lui aurait dicté ses préceptes relatifs à la réunion immédiate, à la paracenthèse thoracique et abdominale.

Si nous cherchons maintenant à nous rendre compte des relations qu'il pouvait établir entre cette action de l'air sur les plaies et leurs divers phénomènes généraux, nous ne trouvons à signaler que ces frissons fiévreux, ces convulsions, le tétanos dont il la rend responsable fort incidemment. Il y aurait, ce nous semble, quelque témérité à en conclure qu'Hippocrate ait connu la pathogénie de l'infection putride, en ce qui touche l'altération que subit le pus au contact de l'air. Il a soin de lever tous nos doutes à cet égard en témoignant du vague des notions de l'époque sur les phénomènes fébriles du traumatisme.

— Les 3e et 4e jours engendrent dans les plaies les conditions qui les empirent, celles qui y suscitent l'inflammation et un état sordide, celles enfin d'où procèdent les phénomènes fébriles [4].

Mais de l'action de l'air, il n'en est fait aucune mention. Disons cependant que, sans en pénétrer la cause, il avait observé l'infection purulente [5].

Comme milieu miasmatique, l'action d'un air impur sur les plaies lui échappe entièrement. A peine trouvons-nous à signaler comme se rapportant à cette cause les effets d'un air chaud et humide qu'il considère comme précurseur de la gangrène, ainsi que l'influence du printemps et de l'automne succédant à un été chaud et humide (qu'il considère) provoquant les épidémies d'érysipèle qu'il a ob-

---

[1] *Aph.*, sect. V, n⁰ˢ 18 et 20.

[2] *Aph.*, sect. XX, t. IX, p. 805.

[3] *Dict. encyclop.* de Dechambre, tom. VIII, art. CHIRURGIE.

[4] *Hipp.*, trad. Littré, t. III, p. 527.

[5] *Pronost.*, t. I, n⁰ 46, — Humeurs, 27 et 28, — Épid. 4. — *Hipp.*, trad. Littré, t. II, p. 253.

servées [1]. Le mot miasme se trouve néanmoins dans ses écrits avec une signification parfaitement déterminée correspondant à une de ses acceptions modernes [2] et l'auteur de la *Nature de l'homme* (collection de Cos) fait intervenir les conditions atmosphériques dans l'explication qu'il donne des épidémies.

La pratique ne paraît pas avoir été sérieusement influencée par cette opinion généralement reçue à l'époque, de l'action nuisible de l'air sur les plaies, si nous en jugeons du moins, par la fréquence des pansements qui était la règle à laquelle obéissaient les chirurgiens. Il est vrai de dire qu'en agissant ainsi ils cédaient sans doute à des préceptes non moins impérieux formulés par Hippocrate touchant l'humidité des plaies. — Ce qui est humide est nuisible, ce qui est sec est bon, et le séjour du *pus* qui est une *pourriture*.

Celse.

Celse traite longuement des plaies [3] et c'est à peine s'il mentionne l'action que l'air exerce sur elles. D'après lui la saison la plus propice de l'année pour leur cure, serait le printemps. Les températures extrêmes et surtout le passage alternatif de l'une à l'autre leur seraient préjudiciables. Aussi considère-t-il l'automne comme pernicieux aux blessés.

Ce n'est en somme que l'opinion d'Hippocrate appliquée à l'interprétation des influences saisonnières sur les plaies.

Ses notions pathogéniques des phénomènes généraux des plaies ne prêtent matière à aucune considération spéciale relevant de notre sujet. Il a bien remarqué les accidents fébriles qui surviennent pendant l'inflammation à la suite de grandes blessures et qui n'ont rien d'alarmant, ainsi que ceux qui surviennent après, accompagnés de délire et suivis de mort, ceux qui surviennent à la suite d'ulcères gangréneux ; il peut bien nous retracer (*De re medicâ*, p. 225, trad. Ninnin) un tableau frappant de réalité de l'infection putride aiguë, mais nulle part dans ces descriptions nous ne voyons intervenir l'action de l'air à un titre quelconque.

Galien.

Galien se borne à reproduire l'opinion d'Hippocrate touchant les effets locaux de l'air froid sur les plaies. Comme ses devanciers, il méconnaît entièrement les effets de cette action de l'air dans ses rapports avec les phénomènes généraux du traumatisme exposé.

---

[1] *Des épidémies*, liv. III, cap. 2.
[2] *Hipp.*, trad. Littré, t. VI, p. 90, *Des airs*.
[3] *Celse*, *De re medicâ*, liv. V, cap. 16.

Il y a cependant un progrès à signaler. Appliquant à ces phénomènes les interprétations basées sur une étude anatomo-physio-
logique des conditions dans lesquelles on les observe, il remarque
les frissons à la suite des incisions et d'ulcères, et en conclut que
tout frisson a son origine dans les vaisseaux, c'est-à-dire dans les
mauvais sucs κακοχυμία qu'ils peuvent renfermer [1]. L'action
de l'air ne nous apparaît nullement incriminée cependant, dans la
formation de ces mauvais sucs. Toutefois, il est constant qu'il admettait la putridité morbide en général devant son origine, chaque
fois qu'une humeur en stagnation est exposée à une haute température sans s'évaporer. Les maladies, il les faisait dépendre de l'altération des humeurs, de leur âcreté, de leur putridité, de leur
liquéfaction, de leur coagulation [2].

L'action d'un air impur [3] et particulièrement de celui souillé
par les matières en putréfaction joue un grand rôle dans sa pathologie ; mais, dans ses rapports avec les plaies, cette action ne pouvait pas avoir fixé son attention.

De Galien aux Arabes.

Durant cette période, l'histoire des plaies ne s'enrichit d'aucun
aperçu nouveau susceptible de se rattacher à notre étude. Dans la
vaste encyclopédie d'Oribaze, la compilation d'Aétius, le Tetra-
bilon, les œuvres de Paul d'Égine, l'action de l'air sur les plaies
est celle signalée par Hippocrate.

Époque arabe.

Quels que soient les développements donnés à l'étude des plaies,
dans les écrits des chirurgiens arabes, les matériaux que nous
pouvons y recueillir sont des plus modestes. Rhazès au xe siècle
considère encore l'air froid comme très-nuisible aux plaies et à la
régénération des chairs. Il fait remarquer que l'automne et l'hiver
sont les deux saisons où la cure des plaies est la plus lente. Comme
on peut s'en convaincre en se reportant à ce que nous avons écrit
précédemment, il n'y a dans cette opinion de Rhazès qu'une reproduction combinée de celles d'Hippocrate et de Celse. Il est
avéré d'ailleurs que les Arabes n'ont fait que conserver en les altérant, en les amoindrissant, les traditions des siècles précédents
dont ils ne donnent qu'un pâle reflet.

De la pathogénie des phénomènes fébriles des plaies, nous avons

---

[1] Galien, *Hipp.*, epist. 6, et Galeni in illum comment. 3, t. XVII, B,
p. 59.

[2] Galien, *De diff. febr.*, III, p. 377.

[3] *Collect. méd.*, IV, trad. Darember et Bussemaker. t. II, p. 281.

peu de chose à en dire. La lueur un instant entrevue par Galien semble plonger plus avant dans les ténèbres. C'est ainsi que, d'après Rhazès [1] la fièvre qui accompagne les blessures ne se complique jamais de putridité; elle n'est ni maligne, ni nuisible; elle n'est redoutable que si elle se complique d'inflammation des méninges ou des organes respiratoires.

Avicenne n'ignorait pas la transmission de la variole d'un individu à un autre et l'attribuait au contage miasmiatique par un agent susceptible de s'attacher et de se fixer à des éléments solides. Oribaze [2] n'admettait pas comme pur l'air souillé par le voisinage des étangs et enclos par de grandes montagnes et des arbres élevés. Comme action miasmiatique en général, l'action de l'air était appréciée suivant les idées de Galien. Néanmoins nous trouvons à cette époque la même ignorance des phénomènes qui résultent de l'action d'un air impur sur les plaies.

XIVᵉ siècle.

Avec Guy de Chauliac, la chirurgie est en progrès sur les siècles précédents. La Chirurgie Magna va devenir pour longtemps la base de l'enseignement chirurgical de l'époque. C'est lui qui, d'après A. Paré [3], avait fait le premier cette remarque célèbre par les discussions interminables auxquelles elle donnera lieu par la suite, que les localités ne sont pas sans exercer une certaine influence sur la guérison des plaies, celles de tête étant plus funestes à Paris qu'à Avignon. Il est impossible de ne pas être frappé de cette remarque de Guy de Chauliac si nous nous reportons à la terminaison de ces traumatismes que les autopsies de l'époque nous démontrent comme autant de cas d'infection purulente. L'influence des milieux apparaissait donc dans sa triste réalité, longtemps encore avant que la chirurgie moderne en ait fait l'objet de ses plus incessantes préoccupations.

L'action de l'air sur les plaies, soit dans ses rapports avec les phénomènes généraux, soit comme milieu miasmatique, n'est l'objet d'aucune mention particulière. Ces traditions se continuent sans modifications au xvᵉ siècle.

XVIᵉ siècle.

C'est le siècle d'A. Paré. La chirurgie va briller d'un nouvel éclat, secondée dans ses méthodes par les travaux anatomiques de Vésale. On redoute encore l'action d'un air froid sur les plaies, et

---

[1] Rhazès, liv. X, cap. 15.
[2] Paul d'Egine, lib. I, p. 21, cap. 19.
[3] *De vulneribus*, p. 18.

rien n'est plus singulier que les pratiques que cette crainte inspire pour s'en garantir.

Le froid, dit-il, rend les plaies difficiles à guérir, cause souvent gangrène et totale mortification. Pous panser les plaies de tête, il recommande de tenir pendant la durée du pansement, au-dessus de la tête du blessé, une pelle rougie au feu ou des briques chauffées dans le but de corriger l'air ambiant [1].

Nous trouvons ces préceptes combattus par Fabrice d'Aquapendente [2] et par Andrea della Croce [3], accusant la trop grande sécheresse de l'air d'occasionner une transpiration trop abondante propre à diminuer le temps et la quantité de la suppuration, tandis que cet air cause de nouvelles douleurs et augmente l'inflammation.

A Paré incrimine l'air chaud et humide tout aussi bien que l'air froid ; il n'est pas si petit chirurgien, dit-il, qu'il ne sache qu'il fait dégénérer facilement les plaies en pourriture et gangrène. D'après lui, l'humidité qu'on respire à Paris serait la cause de la gangrène dans les plaies de tête qu'ón y observe souvent. A l'appui de cette opinion, il invoque l'action du vent du Midi, qui fait gâter les viandes les plus saines. C'était d'ailleurs de son temps une croyance populaire que cet action d'un air chaud et humide sur les plaies si nous en jugions par le distique suivant :

> Quand Auster vente, la partie
> Qui est navrée est tôt pourrie.

Citons enfin Vésale qui se refuse à admettre l'influence des localités sur la cure des plaies, disant que ce sont des babioles (sunt nugæ) [4], et nous aurons l'acquis du xvie siècle touchant l'action d'un air pur sur les plaies dans ses rapports avec les phénomènes locaux.

La pathogénie des phénomènes fébriles consécutifs aux plaies s'éclaire des observations dé A. Paré qui, le premier, d'après Malgaigne, aurait remarqué le passage du pus en nature dans le sang, propre à expliquer l'infection purulente [5]. Peu nous importe que la priorité de cette découverte lui soit contestée par ceux qui, sur la foi de Morgagni, l'attribuent à N. Massa [6], l'essentiel est de savoir que l'action de l'air sur les plaies ne joue aucun rôle dans l'explication qu'ils nous donnent du phénomène. A cet égard, nous

---

¹ Livre X, chap. 14.
² *Opera chirurgica*, p. 83.
³ Trait. 2, liv. I, cap. 6, *De aere*.
⁴ *Chirurgie*, Magna, lib. II, cap. 2, p. 945, édition Boerhaave.
⁵ A. Paré, liv. VIII, cap. 12, t. II.
⁶ N. Massa, *Anatom.*, lib. introd., cap. 28, Venise, 1536.

citerions volontiers l'opinion de Paracelse. — Le ciel donne la fièvre aux blessés — s'il n'y avait pas quelque puérilité à en induire qu'il ait voulu désigner ainsi l'action de l'air atmosphérique.

C'est à Paré que nous devons la première mention des effets d'un air impur sur les plaies. Tout d'abord, c'est l'air gâté dans les camps qu'il accuse non pas seulement d'augmenter la putréfaction, mais d'engendrer encore des vers dans les ulcères [1].

Dans un rapport au roi sur la mortalité au siége de Rouen, il signale le dérangement des saisons, l'humidité et la putridité de l'air qui avait vicié l'économie animale dont les corps navrés en leur substance charneuse étaient difficiles à guérir et souvent mouroyent de fort petites plaies. Car le vice de l'air altérait et corrompait tellement le sang et les humeurs par transpiration et l'inspiration, que les plaies en étaient rendues si pourries et puantes qu'il en sortait une fêteur cadavereuse [2].

Dans divers passages de ses écrits, il témoigne qu'il a observé la fièvre nosocomiale et pu apprécier les effets généraux d'exhalaisons putrides donnant lieu à des fièvres pestilentielles de gangrènes et des sphacèles dans les autres parties du corps [3].

Il est donc acquis qu'au xvie siècle on connaissait les effets locaux sur les plaies d'un air chargé de principes putrides, ainsi que son influence sur l'organisme en général.

Nous devons dire quelques mots des conséquences pratiques que ces notions entraînèrent.

Pour les pansements, nous avons déjà vu de quelles précautions A. Paré prescrivait de s'entourer en proposant de chauffer l'air avec des briques chaudes, des pelles rougies au feu. Il recommande aussi de ne pas déshabiller trop souvent les ulcères et d'appliquer sur les plaies des topiques dont la température soit proportionnée à celle de l'air. C'était aussi l'opinion de Fabrice d'Aquapendente.

En médecine opératoire, l'écrasement sous-cutané des kystes synoviaux du poignet est formellement indiqué par Paré, qui démontre ainsi combien il est pénétré des dangers de l'introduction de l'air dans les cavités synoviales. On ne doit pas y toucher par ferrement, dit-il.

Antoine Chaumette [4], dans le même ordre d'idées, propose la ligature des veines par une seule ouverture. Ce sont là, ce nous semble, autant d'ébauches de cette méthode sous-cutanée dont l'origine a été l'objet de tant de discussions passionnées.

---

[1] Livre IX, 2e discours, édit. Malgaigne, t. II, p. 176. *De vulneribus*, p. 249.
[2] Liv. IX, 2e discours, édit. Malgaigne, t. II, p. 176.
[3] Liv. XX, p. 248.
[4] *Enchiridion de chirurgie*, liv. I, cap. 58, p. 278.

Pour combattre les effets d'un air impur, l'hygiène nosocomiale s'inspire des notions dont la science vient de s'enrichir. Déjà les ventilateurs mécaniques sont appliqués aux travaux des mines [1], et Paré assainit les hôpitaux en agitant dans les salles un drapeau trempé dans de l'oxycrat [2]. Pour corriger un air souillé d'émanations putrides, il propose d'entretenir des boucs dans les maisons, de faire des fumigations avec de la corne brûlée [3]. Il n'est pas jusqu'à la disposition des appartements où séjournent les blessés qui ne fixe son attention.

XVIIe siècle.

Les premières années du XVIIe siècle sont marquées par une réaction contre l'usage des pansements fréquents, qui semble jusqu'ici avoir été la règle généralement suivie. C'est à la voix de Martel et de Magati que cette réforme tente de s'accomplir [4].

Parmi les raisons qu'invoque ce dernier, nous voyons figurer l'action irritante de l'air et particulièrement de celui qui est froid. Les parties nitreuses, dit-il, consument ou altèrent le baume naturel du suc nourricier qui doit servir de glu pour réunir les parties divisées. Il occasionne des douleurs, et les particules salines, âcres et corrosives portent le trouble et le dérangement jusque dans la structure secrète des fibres.

Cette altération du baume naturel résiderait en ce qu'il détruit les tuyaux qui s'allongent pour remplacer le vide des déperditions de substance et retarde nécessairement la cure en éloignant les progrès de la cicatrice [5].

D'après Magati [6], l'air serait encore la cause des nécroses de l'os au centre des moignons d'amputés pansés sans les précautions qu'il recommande pour s'en garantir.

Dans les remarques sur Guy de Chauliac par Jean Falcon, nous trouvons un essai d'interprétation doctrinale de l'action de l'air sur les plaies comme cause de suppuration. Il est particulièrement intéressant d'y observer en germe quelques-unes des explications que nous verrons développées plus tard lors de la discussion sur la méthode sous-cutanée au XIXe siècle [7].

L'air altérant une plaie en peut empêcher la consolidation en deux façons, à cause de sa qualité en desséchant les lèvres de la

---

[1] Agricola, *De re metallica*, lib. VI, p. 159 (1550).

[2] Liv. XXI, cap. 19, p. 468.

[3] Liv. XXII, cap. 7, t. I.

[4] Martel, *Apologie pour les chirurgiens*, Magati, *De rara*, etc., 1816.

[5] *Loco cit.*

[6] *Loco cit.*, p. 334, lib. II. p. 54.

[7] Jean Falcon, *Remarques sur Guy de Chauliac*, p. 785.

plaie, secondairement par sa substance quand il pénètre dans la cavité de la plaie où étant reçu et contenu, il empêche qu'une lèvre et une partie de la plaie ne puisse bien approcher et unir avec l'autre ; car de l'humidité qui résude d'une lèvre de la plaie, il se fait une désunion d'une lèvre avec l'autre. Mais quand l'air est fermé et enclos dedans les lèvres et cavités de la plaie, ces humidités ne peuvent s'agglutiner, elles demeurent dans la cavité de la plaie en laquelle l'air est retenu et ne sont plus sous le gouvernement de la nature, et par conséquent elles se pourrissent et sont converties en sanies, et ainsi la plaie est faite ulcère, et, de plaie simple, plaie composée.

On discute encore l'influence des localités sur la cure des plaies, et tandis que nous la voyons admise par Baglivi [1], Magati [2] prétend qu'on doit accuser plutôt le médecin que l'air des retards apportés à la guérison. Cleghsern [3] ne peut se défendre d'attribuer à l'air de Minorque une action nuisible sur les plaies de jambe, alors que Schenckins les considère comme presque inguérissables à Florence. Cette question est examinée en détail par Paul Zacchias au point de vue de la médecine légale, ce qui témoigne de l'importance qu'elle avait acquise à l'époque [4].

En somme, c'est encore par sa température et son action irritante que l'action de l'air sur les plaies paraît nuisible aux chirurgiens du xviie siècle. Cette propriété irritante, nous avons vu Magati l'attribuer à un principe nitreux particulier, telle est aussi l'opinion de Verduc, qui le fait intervenir comme coagulant les sucs à l'embouchure des vaisseaux de la plaie [5]. Le danger, d'après lui, serait plus grand en été qu'en hiver. Il n'y a d'ailleurs rien d'étonnant à trouver ce principe nitreux incriminé à chaque instant, rendant compte d'une infinité de phénomènes. La chimie, en effet, vient de pénétrer en partie la constitution de l'air atmosphérique et les travaux de Magow, d'Henshaw contribuent à généraliser les influences du sel universel nitro-salin ou esprit vital igné sur l'organisme.

On semble s'être fort peu préoccupé de l'action de l'air sur les plaies dans ses rapports avec les phénomènes généraux au xviie siècle. Citons pourtant Magati [6], qui avait remarqué l'altération que le pus subit au contact de l'air et les phénomènes généraux de putridité qui en résultent. Sydenham décrit aussi l'infec-

[1] *Princip. méd.*, lib. I, p. 102.
[2] Lib. II, cap. 54, p. 338, *De rara vulnerum*, etc.
[3] *On the Epidem. cases*, introd., p. 72.
[4] *Question médico-légale*, 1651.
[5] *Traité de chirurgie*, t. II, p. 30.
[6] *Loco cit.*

tion putride secondaire de la variole confluente et attribue les accidents à la résorption de particules de pus infectant le sang par leur qualité virulente et nuisible [1].

L'étude des conditions atmosphériques, qui président au développement des épidémies et à leur propagation, sollicite l'attention du monde savant au xviie siècle. C'est l'époque où Van-Helmont soutient l'hypothèse des ferments, agents producteurs des maladies. Sylvius de Le Boë soumet à l'analyse l'idée vague de fermentation des humeurs pour expliquer les maladies épidémiques et contagieuses. Ces recherches ne paraissent pas cependant fournir des résultats bien concluants si nous en jugeons du moins par Sydenham qui prétend qu'on ne connaît aucune des dispositions morbifiques de l'air qui engendrent certaines fièvres pestilentielles ou malignes, sujet sur lequel de prétendus philosophes, également orgueilleux et insensés, débitent mille niaiseries.

Il n'est pas jusqu'à une analyse directe de l'air miasmatique qu'on ne tente, et Boyle, dans une série de mémoires 1660, s'attache à démontrer que l'air n'est pas pur et qu'il s'y mêle des effluves et des exhalaisons putrides. Good, en 1690, est conduit aux mêmes résultats.

Les travaux que nous venons de rappeler n'intéressent, il est vrai, que fort secondairement notre sujet. L'action de l'air sur les plaies est passée sous silence, on en est encore aux connaissances du siècle précédent. En pratique, nous assistons seulement à la première application des ventilateurs mécaniques d'Henshaw pour assainir les hôpitaux.

XVIIIe siècle. — Considérations particulières.

Au xviiie siècle, en même temps que la physique et la chimie s'efforcent de pénétrer les propriétés et la constitution intime de l'air atmosphérique, surgissent les travaux des Black, des Priestley, des Scheele, Cavendish, Lavoisier, pour ne parler que des principaux ; nous voyons l'action de l'air sur l'organisme en général devenir l'objet d'une étude soutenue et se multiplier les interprétations qu'on en donne.

La liste serait longue, en effet, des ouvrages publiés sur la matière [2] si nous avions à les énumérer à cette place ; qu'il nous suffise de rappeler que c'est surtout comme action miasmatique que son rôle dans la pathologie a été scruté par les médecins du xviiie siècle. On peut dire de cette époque qu'elle a vu s'ébaucher

---

[1] *Dissertation sur la fièvre secondaire de la variole confluente*, p. 231.
[2] *Dict. encycl.* de Dechambre; bibliographie, art. AIR ATMOSPHÉRIQUE.

cette science des milieux dont on poursuit encore les mystérieuses inconnues.

Sous ce rapport, nous devons une mention spéciale aux travaux de Vacca, Berlinghieri, Bilguer, etc., qui ont eu surtout pour objet d'étudier l'influence sur l'organisme d'un air chargé d'exhalaisons putrides. L'action miasmatique d'un air impur nous apparaît encore discutée à divers points de vue par Huxham, Bordeu, Haller, Henle, Borsieri, Morgagni, etc. Boerhaave établit qu'il produit diverses maladies qui dépendent moins de la nature même ou des propriétés et qualités de l'air que de la nature des corps qui y sont mêlés [1].

Kircher, le premier exprime l'idée adoptée plus tard par Linné que les maladies épidémiques reconnaissent pour cause des germes flottant dans l'atmosphère, pénétrant dans notre organisme et y produisant des troubles plus ou moins graves en y développant une vie parasite.

En Angleterre les recherches d'Alburnoth viennent confirmer cette vue théorique en signalant la présence dans l'air de germes animaux; il considère d'ailleurs [2] « que le vice des fluides peut très-bien être le produit de propriétés et qualités de l'air, de leur changement et combinaison différents. »

Citons encore Hales, qui dans sa classification des milieux susceptibles d'exercer une action nuisible sur l'organisme, accorde le premier rang à ce qu'il appelle l'air mortel [3], témoignant ainsi des propriétés néfastes qu'il lui reconnaît.

Par l'exposé qui précède on peut voir combien était général le mouvement scientifique qui entraînait les esprits vers une étude réfléchie de l'action de l'air sur l'organisme. Loin de nous la prétention d'avoir ainsi donné une histoire complète des efforts tentés dans cette voie au xviiie siècle, nous avons dû nous borner à quelques aperçus sans nous laisser distraire plus longtemps du but de nos recherches.

En chirurgie l'action de l'air sur les plaies devait aussi s'enrichir d'interprétations nouvelles facilitées d'ailleurs par une connaissance plus exacte de leurs divers phénomènes.

Dès les premières années du xviiie siècle nous retrouvons l'opinion de Magati reproduite et vulgarisée par Belloste [4], soutenue plus tard avec ardeur par son traducteur Sancassoni. Dans une série de publications et particulièrement dans ses éclaircissements

---

[1] § 752.
[2] *De l'influence de l'air sur le corps humain.*
[3] Hales IV, *Sonorum doctrina rationalis*, etc., Londres, 1778.
[4] *Le chirurgien d'hôpital*, t. I, chap. 2.

en 4 volumes, il s'attache à réunir un grand nombre de preuves à l'appui sans parvenir toutefois à faire taire les critiques de Sennert [1]. Celui-ci, dépassant le but dans son œuvre de réaction, n'hésite pas à nier l'action de l'air sur les plaies, comme cause des phénomènes de putridité qui en résultent lorsque le pus croupit à leur surface.

Les travaux de l'académie de chirurgie, reflet fidèle des préoccupations chirurgicales du jour, nous fournissent les preuves que cette question ne lui est pas demeurée étrangère.

Quesnay l'aborde aussi dans son traité de la suppuration et en divers mémoires riches d'ailleurs d'aperçus de plusieurs genres du plus grand intérêt. Discutée par Hunter cette question est érigée à l'état de doctrine par Monro dans la seconde moitié et vers la fin du xviiie siècle. Il ne tend à rien moins en effet que de substituer l'action de l'air aux conséquences de la blessure, et c'est à bon droit que cette doctrine a su éveiller la verve satirique de Malgaigne [2]; elle ne fut pas sans susciter la plus vive opposition au moment où elle s'affirma et, parmi ses adversaires, John Bell se distingue entre tous par la perspicacité de ses critiques.

Ajoutons enfin que cette action nuisible de l'air sur les plaies diversement interprétée, il est vrai, trouve place néanmoins dans tous les traités de chirurgie de l'époque. C'est donc avec juste raison que Malgaigne a pu dire [3] que cette question fut surtout agitée au xviiie siècle.

Nota. — Le nombre, la variété et l'importance des documents appartenant à cette période historique, imposent à l'exposé historique que nous en devons leur classement en trois chapitres, conformément d'ailleurs au programme que nous avons suivi jusqu'à présent.

[1] *Opera omnia*, t. III, lib. V, cap. 9.
[2] *Bulletin acad. de méd.*, 1857, p. 310.
[3] *Acad. de méd.*, 27 janvier 1857.

CHAPITRE I.

DE L'ACTION DE L'AIR PUR SUR LES PLAIES.

1. — *Dans ses rapports avec les phénomènes locaux.*

C'est par sa température, sa pression, son état hygrométrique, autant que par son action propre, que l'air s'exerçant sur les plaies nous apparaît incriminé par les chirurgiens du xviiie siècle. Disons cependant que le froid ne semble avoir rien perdu des propriétés nocives qu'on lui reconnaissait au temps d'Hippocrate.

Telle est encore l'opinion de Sharpe [1], de Loubet [2] qui l'accuse de supprimer la suppuration, de Junkerius [3] quelque éloigné qu'il soit de partager les idées par trop exagérées de ses contemporains à cet égard.

D'après Heister il y a lieu de redouter les températures extrêmes.

Saucerotte et Didelot [4], La Flize [5], Camper [6] sont aussi de cet avis.

Pour quelques-uns, l'air chaud et humide, étant un des principaux agents de la putréfaction, ne conviendrait pas aux plaies. Pour d'autres, au contraire, la chaleur serait aussi utile aux plaies que le froid leur est nuisible.

Si nous recherchons maintenant par quels effets se traduit cette action et quelle est l'interprétation pathogénique qu'en donnent les auteurs, nous trouvons les explications les plus complexes, les plus diverses au milieu desquelles il est cependant possible de démêler quelques notions précises que la science moderne n'a pu que confirmer.

C'est ainsi que Belloste fait intervenir au même titre que Magati les parties nitreuses de l'air altérant le baume naturel du suc nourricier qui doit servir de glu pour réunir les parties divisées [7].

Ledran invoque aussi cette altération de la lymphe plastique

---

[1] *Treatise on the oper of surgery*, p. 27.
[2] *Plaies par armes à feu*, p. 156, 1753,
[3] *Compend chirurg. meth. Stahliam*, p. 337.
[4] *Prix de l'acad. de chir.*, t. V, édition 1809.
[5] *Prix de l'acad. de chir.*, t. V, p. 110, 1809.
[6] *Prix de l'acad. de cihr.*, t. V, p. 700, 1809.
[7] *Loco cit.*, t. 1. ch. 2.

destinée à former les bourgeons charnus, et empêchant les cicatrices [1].

Quant à Chirac [2] il rend l'air responsable de la coagulation du sang dans les vaisseaux superficiels de la plaie et explique ainsi comment il met obstacle à la suppuration. Grashuys exprime la même idée [3].

Saucerotte et Didelot n'ont pas été sans remarquer lá coagulation des sucs, le rétrécissement des capillaires et l'irritation des mamelons nerveux d'une plaie soumise au contact de l'air froid, de même pour ses effets hémostatiques qu'ils signalent.

Cette action sur les capillaires de la plaie permet à Lecat de se rendre compte de l'engorgement périphérique de ses bords.

Avec La Flize un facteur nouveau entre en scène ; c'est la pression atmosphérique favorisant le reflux des sucs dans le voisinage, d'où fluxion, engorgement et mortification des parties molles.

Si nous en croyons Lombard [4] , « le poids et l'impression des pointes dont il est armé frappant les parties malades, prennent les vaisseaux découverts avec force, les contond, les flétrit, les resserre si violemment qu'il peut vicier la suppuration, la ralentir, la supprimer même. Le froid crispe les vaisseaux, les étrangle, pénètre les tissus et forme des obstructions. La plaie se dessèche par absorption des sucs qui la recouvrent et privation de leur renouvellement. Le fond et les bords restent affaissés, d'autres fois ils s'enflamment et la plaie aboutit à une suppuration imparfaite et aux diverses espèces de gangrène. »

Cette intervention de la pression atmosphérique pour expliquer une part de l'action nocive du contact de l'air sur les plaies nous apparaît assez généralement admise, et c'est par elle que nous voyons un chirurgien rendre compte de ce fait bizarre que des plaies rebelles sur le plateau des Vosges ont guéri les blessés descendant dans les vallées [5].

Ce n'est pas seulement sur les parties molles de la plaie qu'on étudie les effets du contact de l'air, mais bien encore sur le tissu osseux soumis à son influence.

Van Swieten [6] n'hésite pas à lui attribuer l'exfoliation et la nécrose, et son opinion est vivement combattue par Belloste [7], Ravaton, Quesnay, etc. [8].

[1] *Plaies par les armes à feu*, p. 79.
[2] *De vulneribus*, p. 114.
[3] *Acad. de chir.*, prix, t. II, p. 228.
[4] *Acad. de chir.*, prix, t. V., p. 747.
[5] Saucerotte et Didelot, *loco cit.*
[6] Boerh, t. 1, p. 227.
[7] *Chir. d'armée*, p. 127.
[8] *Acad. de chirurg.*, *Mémoires*, t. I, p. 223.

Il n'est pas jusqu'à la suppuration elle-même de la plaie dont on ne le rende responsable. Champeaux [1] s'exprime à ce sujet en termes qui ne laissent aucune place à l'équivoque : « Il retarde la consolidation des plaies en y provoquant la suppuration et l'inflammation. »

Pour Machbride [2], au contraire, la précaution de couvrir les plaies a pour but d'empêcher la fuite de l'air qui entre dans la structure des parties, en soutient le jeu. Ce serait la fuite de cet air qui serait cause de la suppuration.

Ces faits suffisent donc pour établir que longtemps avant que J. Guérin en ait fait l'objet d'une interprétation doctrinale, l'action de l'air sur les plaies comme cause de suppuration avait été discutée. Il est d'ailleurs d'autres témoignages non moins démonstratifs à cet effet que nous pourrions invoquer encore. Hunter, entre autres, ne nous apprend-il pas que de son temps (1772) cette opinion était généralement admise [3] ; et lui-même ne s'attache-t-il pas à la combattre ? — Ce n'est pas par l'air que les plaies suppurent, mais par la nécessité de se recouvrir d'une cicatrice, elles suppureraient dans le vide, c'est l'inflammation qui est cause de la suppuration [4]. — Ses écrits ne permettent pas de douter qu'il n'établisse une distinction entre les phénomènes des plaies exposées et ceux des plaies sous-cutanées et cependant l'absence de suppuration, il ne l'envisage jamais comme la conséquence forcée de l'absence du contact de l'air. Nous devons dire néanmoins qu'il est loin de considérer cette action de l'air comme indifférente et qu'il admet au contraire ses propriétés irritantes, recommandant de s'en garantir par l'usage de pansements méthodiques.

Après avoir successivement signalé les effets locaux d'un air pur sur les plaies, tels qu'on les avait observés au xviiie siècle, il nous reste à dire quelques mots en terminant de l'action spéciale, médiate qu'il aura à ce point de vue, en faisant contracter aux pus des propriétés irritantes de nature à agir sur les plaies. Cette action était connue de longue date, sinon exactement interprétée, et c'est elle sans doute dont il est question dans Hippocrate, lorsqu'il accuse l'air froid de sécher les excréments de la plaie, de miner l'ulcère [5].

Entre tous Quesnay [6] se distingue parmi ceux qui lui font la part la plus large dans leur appréciation, des conséquences du

[1] *Acad. de chir.*, t. V, p. 174.
[2] *Mémoire sur les anti-septiques*, p. 175.
[3] *Œuvres*, trad. Richelot, t. I, p. 464 et t. III, p. 451.
[4] *Œuvres*, trad. Richelot, t. I, p. 464.
[5] *Aph.*, sect. V, nos 18 et 20 (*Voir* p. 1 du mémoire).
[6] *Traité de la suppuration*, p. 320.

traumatisme exposé. Ce pus ainsi modifié au contact de l'air, détruirait les graisses, multiplierait le pus, formerait des cavernes, des sinus, facilitant ensuite sa pénétration dans la masse du sang.

Pour Lombard, l'air chaud et humide décomposerait les sucs de la plaie en donnant lieu au caractère phagédénique de l'ulcère.

Un autre accuse les matières aigries de la plaie d'exciter l'inflammation en devenant caustiques, elles étendent l'ulcération et forment des fusées purulentes.

D'après Ledran, le pus s'échauffant dans la plaie causerait des démangeaisons ; s'il est vicié il peut irriter les papilles nerveuses, ce qui rend quelquefois les plaies douloureuses [1].

Champeaux enfin, n'aurait pas été sans remarquer que si la peau est escoriée, l'impression de l'air sur les sucs les déprave et leur fait contracter une acrimonie plus ou moins corrosive au point de produire un ulcère rongeant difficile à guérir.

II. — *Dans ses rapports avec les phénomènes généraux.*

L'action de l'air sur les plaies, dans ses rapports avec les phénomènes généraux, n'apparaît invoquée au xviiie siècle que dans la pathogénie des diverses manifestations fébriles du traumatisme connues à l'époque sous les dénominations de métastase purulente, — reflux de suppuration, — fièvre de résorption putride, — infection putride, etc., etc., et qui étaient confondus le plus souvent dans la pratique. Tous les chirurgiens s'accordent en effet pour expliquer ces accidents fébriles par l'absorption du pus devenu putride au contact de l'air ; il n'est pas jusqu'à la fièvre traumatique elle-même qui, d'après Weber, Musitanus, ne se rapporte à cette cause [2].

En ce qui concerne la métastase purulente, le reflux de suppuration correspondant à ce que nous appelons de nos jours l'infection purulente, les théories pathogéniques de l'époque font une large part à l'action de l'air s'exerçant sur les plaies.

Déjà Morgagni [3] dans sa théorie du transport du pus en nature ne pouvait parvenir à se rendre compte de la production des abcès métastiques, et à cette fin, mettait en scène l'action irritante des parcelles de liquide infectant arrêtées dans des lieux étroits. Quesnay, lui, attribue ces propriétés irritantes à des matières de suppuration dépravée que peut fournir d'abord une plaie contuse ou qu'elle peut fournir dans la suite lorsqu'elle retient des matières croupissantes [4].

---

[1] Ledran, *Plaies par armes à feu*, p. 234 et 236.
[2] Musitanus, *Chirurg. physisiche schriften*, Francf., 1702.
[3] *De sed. et causis morb.*, epist. 51, de 16 à 40.
[4] *Traité de la suppuration*, p. 319.

Cette action de l'air sur les plaies est d'ailleurs invariablement reproduite dans toutes les doctrines pathogéniques de la métastase consignées soit dans les classiques du xviiie siècle, soit dans le recueil des mémoires de l'académie de chirurgie.

La Flize [1] nous apprend que rien ne peut plus efficacement opérer ces métastases si terribles qu'un principe de putridité communiqué aux humeurs.

Goursaud [2] distingue la métastase simple, le reflux de la suppuration de la résorption purulente. Le premier de ces états morbides est bénin, tandis que le second par suite des propriétés nouvelles acquises par le pus au contact de l'air, produit les effets les plus funestes. Dans un autre passage il dit encore que l'air peut être cause de métastase en viciant les humeurs sur lesquelles il agit.

D'après Ph. Boyer [3] ce serait J.-L. Petit qui le premier se serait prononcé catégoriquement sur la cause des accidents groupés sous le nom de reflux de suppuration, en faisant la part principale à la septicémie. Les exemples que nous venons de rapporter de l'interprétation pathogénique dont cet état morbide était l'objet témoignent du moins de la nécessité de reviser cette question de priorité.

Quoi qu'il en soit, nous ne pouvons nous empêcher de reconnaître que J.-L. Petit, à l'exemple de ses contemporains, assigne à l'action de l'air sur les plaies un rôle prépondérant dans sa doctrine pathogénique du reflux de la suppuration : « Si le pus séjourne dans des foyers profonds où l'air pénètre, où le liquide s'altère et se corrompt, il pourra être résorbé. On verra survenir de la fièvre, des phénomènes de putridité et l'autopsie révélera des abcès disséminés occupant le poumon et le foie [4]. »

Ailleurs il [5] signale comme cause de reflux de matière purulente l'action de l'air donnant de mauvaises qualités au pus.

Quant aux effets de la pénétration du pus putride dans le sang plus particulièrement désignés sous le nom d'infection putride, déjà connus et rapportés à leur véritable cause par Magati au siècle précédent, nous les retrouvons constituant une connaissance vulgaire et générale au xviiie siècle. Nous pourrions en accumuler ici les preuves en les empruntant aux traités de chirurgie de l'époque et aux mémoires de l'académie de chirurgie où elles abondent, mais ce serait sans profit aucun pour notre étude. Bornons-nous

---

[1] *Prix Acad. de chir.*, t. V, p. 141.
[2] *Prix Acad. de chir.*, t. III, p. 3.
[3] *Dict. encycl.* de Dechambre, art. HISTOIRE DE LA CHIRURGIE.
[4] *Mal. chirurg.*, t. I, ch. 20.
[5] *Œuvres posthumes*, par Lecesne.

simplement à signaler les particularités les plus intéressantes qui
se rattachent au sujet.

Le traité de la suppuration de Quesnay se distingue entre tous
par l'originalité de ses aperçus. Nous y trouvons consignée plus
d'une ébauche des conceptions de la septicémie contemporaine.

C'est ainsi qu'il constate les effets spéciaux de l'intoxication putride irritant le système nerveux et causant des convulsions ; d'après
lui un des principaux effets de la malignité des substances putrides
serait de produire des mouvements convulsifs [1]. — N'est-ce pas
là contenue en germe la doctrine du tétanos de cause humorale et
d'origine scepticémique soutenue de nos jours par quelques chirurgiens [2] ?

Dans un autre passage il faut remarquer que le pus provenant
d'une inflammation violente était plus susceptible de dépravation [3].
Nous verrons plus tard **J.** Guérin donner une démonstration
expérimentale du fait en établissant que plus un liquide putride
est complexe, organisé, plus sont accrues les propriétés toxiques
résultant de sa putréfaction [4].

Telle est aussi l'opinion de Gosselin signalant parmi les conditions [5] susceptibles de donner au pus putréfié des propriétés toxiques maxima celles qui résultent d'une inflammation traumatique
intense [6].

Le mémoire de Quesnay sur le vice des humeurs est tout aussi
riche de remarques de ce genre, dont on ne peut nier le caractère
d'actualité [7].

Au nombre des impuretés naissant dans l'organisme de nature
à vicier nos humeurs, il range les matières purulentes et les débris
de sucs détruits par une fièvre intense qui passent dans le sang.
— La septicémie causée par des produits néoplasiques, des exsudats inflammatoires, était donc déjà soupçonnée avant que les
recherches contemporaines en aient démontré expérimentalement la
réalité [8].

Et plus loin : « Si on est certain qu'une personne qui a une
fièvre lente porte un ulcère intérieurement, on ne doutera pas que

---

[1] *Traité de la suppuration*, p. 27.

[2] Thèse d'agrégation de chirurgie, 1875, d. G. Richelot. — Feltz, *Acad. des
sciences*, 1er mai 1875.

[3] *Traité de la suppuration*, p. 15.

[4] Discours sur les *kystes ovariques* à l'Acad. de méd., janvier 1857. —
Bulletin, p. 252.

[5] Rapport à l'Institut sur le pansement ouaté, janvier 1875.

[6] *Voir* aussi Chauveau, état pyogénique. Congrès 1875, 23 août. Association
française pour l'avancement des sciences.

[7] *Du vice des humeurs*, Mém. acad. de chir., t. I. p. 4.

[8] Bergmann, etc., etc. Samuel, *in Centralblatt*, 28 et 44, 1870.

cette fièvre ne soit entretenue par la matière que l'ulcère fournit et qui se mêle continuellement à nos humeurs... On doit avoir d'un homme malade par une cause humorale, la même idée que d'un homme empoisonné; car les causes qui amènent des fièvres, inflammations, convulsions, syncopes, des délires, des ulcères, des douleurs, des gangrènes sont autant de poisons particuliers.»

Rapprochons ces remarques de Quesnay des notions du jour sur la septicémie de cause interne en général, et il sera bien difficile, ce nous semble, de ne pas être frappé de la justesse de ces aperçus, de cette puissance de l'observation clinique pressentant déjà au xviiie siècle les résultats expérimentaux de la période contemporaine.

Ce n'est pas seulement dans ses rapports avec l'infection putride proprement dite que l'action de l'air sur les plaies avait fixé l'attention. Nous la trouvons encore invoquée dans la pathogénie d'autres accidents fébriles des plaies constituant des formes diverses des degrés différents de l'intoxication putride.

Pour Majaut par exemple [1] la fièvre lente qui accompagne les écrouelles résulterait du reflux de quelques particules malignes.

Goursaud attribuerait les fièvres lentes des vieillards atteints d'ulcères sordides aux jambes à la résorption de leurs matériaux putrides [2].

Les accidents fébriles graves survenant à la suite de rétention de placenta putride chez les nouvelles accouchées étaient aussi rapportés à l'intoxication putride par Guillemeau, Mauriceau, Levret, Quesnay, Récolier, etc., et comme conséquence de leur opinion ils prescrivent les injections intra-utérines anti-septiques [3].

Ces notions nous les retrouvons encore tout aussi répandues dans le domaine de la pathologie générale.

Huxam compare les fièvres pestilentielles aux fièvres qui accompagnent les gangrènes, maladies dans lesquelles la matière sanieuse de la partie gangrenée est reportée dans la masse du sang et produit dans les humeurs une disposition universelle à la gangrène [4].

Stohl admet parmi les causes de fièvre putride la résorption du pus, celle de l'ichor [5].

Haller [6] devançant Gaspard dans la voie de la septicémie expérimentale tue des animaux en leur injectant dans les veines de

---

[1] *Prix acad. de chirurgie*, t. III, p. 224.
[2] *Prix acad. de chirurgie*, t. III, p. 9.
[3] *Mémoires acad. de chirurg.*, t. III, mém. de Récolier.
[4] Huxam, *Essai sur les fièvres*, trad. de 1875.
[5] Stohl, *Aphorisme*, 42.
[6] Haller, *Physiologie*, t. III. p. 154.

l'eau putride. Ils succombent avec tous les accidents généraux de la putridité morbide. Aussi se hâte-t-il de conclure : *Nihil potentius humores nostros corrumpit quam ipsa putrilago.*

En somme, des développements qui précèdent ressort cette conclusion que l'action de l'air sur les plaies comme cause de l'altération que le pus subit à son contact, comme cause des effets d'intoxication putride qui résultent de sa pénétration dans le sang, embrassant l'ensemble des manifestations fébriles générales du traumatisme exposé, était connue et généralement admise par tous les chirurgiens du xviii° siècle. Il nous reste à rechercher maintenant à quel titre il intervenait dans le phénomène et quel rôle lui était dévolu.

Ce phénomène implique deux termes nécessaires : 1° l'absorption, 2° la production de l'élément toxique du pus.

Dans l'absorption du poison nous trouvons à chaque instant l'action de l'air invoquée comme cause du reflux de la suppuration par son action locale sur les extrémités vasculaires de la plaie. D'autres auteurs incriminent aussi au même titre la pression atmosphérique, la température, etc., etc. Ce sont autant d'effets locaux que nous avons déjà eu l'occasion de signaler à une autre place et ne faisons que rappeler ici.

Arrivons maintenant à l'action de l'air, cause de la production du pus toxique.

Pour tout le monde la cause de la transformation qui rend le pus toxique serait la décomposition putride. La Flize ne sait mieux la définir qu'en la comparant à celle qui préside à la pourriture des chairs mortes. Force nous est donc pour satisfaire aux conditions du programme de nous arrêter quelques instants aux théories explicatives de la décomposition, putride au xviii° siècle pour apprendre à y distinguer le rôle assigné à l'air atmosphérique. Nous aurons d'ailleurs à y relever bien des aperçus importants, interessant tout particulièrement les notions contemporaines sur la septicémie chirurgicale, et à ce titre, on voudra bien excuser, nous l'espérons du moins, la longueur des développements dans lesquels nous sommes fatalement entraîné malgré nous.

Les expériences de Papin, Mariotte etc., reprises et variées à l'infini par Boyle, de Boissieu, etc., etc., ont tout d'abord établi ce fait que des matières animales maintenues à l'abri du contact de l'air se conservent sans présenter aucun des caractères de la décomposition putride. L'influence de l'air dans la putréfaction apparaît donc connue, sinon déterminée.

En théorie la décomposition putride est une manifestation de ce qu'on nomme un mouvement spontané. Il est quelques divergences d'opinions dans la manière de le comprendre.

Pour Quesnay par exemple, la décomposition putride se compose [1] de deux actes susceptibles d'être observés à l'état isolé, indépendamment l'un de l'autre : 1° la fermentation ; 2° la putréfaction. La putréfaction serait plus particulière aux tissus des animaux et se distinguerait de la fermentation par la fétidité de ses produits. Les matières organiques pourraient se corrompre à l'abri du contact de l'air, mais les produits auxquels ce travail donnerait naissance ne seraient pas doués de propriétés aussi pernicieuses que dans le cas contraire. Cependant il a remarqué que le pus restant longtemps dans un abcès y acquiert une pourriture sourde, « une malignité particulière » qui, quelquefois, atteint le principe vital et fait périr le malade subitement. Par cette sorte de putréfaction la lymphe devient susceptible d'une malignité spéciale qui la fait souvent dégénérer en virus corrosif et chancreux. Il dit aussi, ce que nous verrons démontré plus tard expérimentalement par Gaspard, que la pourriture des substances végétales est surtout moins maligne et moins contagieuse par rapport à nos humeurs que celle des substances animales. Nous le voyons encore établissant une distinction entre les produits des premières phases de la décomposition putride et ceux de la période subséquente. Les premières auraient une malignité spéciale. Quant aux effets de l'intoxication par ces produits putrides, il les classe suivant trois types cliniques définis :

1° Les substances putrides qui infectent le sang n'agissent que sur les liquides en causant leur pourriture aux humeurs ; alors tout se borne à une colliquative qui se manifeste par des évacuations excessives : sueurs, diarrhée, urines ;

2° Par leur malignité agissant sur les solides ;

3° Par contagion et malignité à la fois.

La variabilité des effets dépendrait du degré de corruption de la matière putride.

Telle est en substance à quelques nuances près la théorie de la décomposition putride d'après Champeaux. Il y aurait deux sortes d'air : l'externe ou atmosphérique, et l'interne ou constitutif des corps. A l'action de chacune de ces deux sortes d'air correspondrait une putréfaction différente, la parfaite et l'imparfaite. La putréfaction imparfaite s'empare de nos humeurs qui circulent ou de celles qui sont ramassées dans un lieu privé de tout accès de l'air extérieur. Elle n'a pas de mauvaise odeur. Quant aux propriétés toxiques du produit de ces deux sortes de putréfaction, il les reconnaît distinctes.

Ce qu'il y a de caractéristique dans les théories de la putréfaction au xviii° siècle, c'est qu'elles maintiennent encore la dualité de

____

[1] *Mémoires*, t. 1 : *Sur le vice des humeurs* (acad. de chirurg.).

formes sous lesquelles elle se manifeste que les anciens avaient aussi remarqué.

Nous résumerons brièvement les principales conséquences qui découlent de cet exposé théorique que nous venons de retracer pour établir l'acquis du xviiie siècle sur ce sujet :

1° Dans la décomposition putride de nos humeurs, du pus et de la matière organique en général, on peut distinguer deux actes distincts dont l'ensemble constitue le phénomène en sa totalité : 1° un acte s'effectuant sans le concours de l'air atmosphérique ; 2° l'autre sous son influence avec sa coopération active.

2° A chacun de ces deux actes correspond la production de produits putrides différents distincts quant aux caractères de putridité, appréciables à l'odorat, les uns étant fétides, les autres dépourvus d'odeur, ceux résultant de l'acte dans lequel l'air intervient étant seuls fétides ; distincts encore quant à leurs propriétés toxiques quoique tous les deux les possèdent, les produits de l'acte accompli sans le concours de l'air ayant une malignité toute spéciale.

Cette distinction entre les propriétés toxiques de ces produits suivant la phase de la décomposition putride de laquelle ils dérivent est tellement assise dans l'esprit des chirurgiens de l'époque que nous la trouvons encore établie lorsqu'ils veulent apprécier les effets de l'intoxication putride par les milieux. En effet, Quesnay, dont le nom revient si souvent sous notre plume (et puisse cette circonstance le venger en partie des appréciations un peu sévères dont ses travaux ont parfois été l'objet), dit expressément qu'il ne faut pas confondre l'infection causée par les substances putrides avec la contagion ou la malignité dont ces substances sont capables.

Saucerotte et Didelot prétendent que l'air chargé d'exhalaisons putrides fait que les humeurs se corrompent au contact de ces molécules par le mouvement intestin de fermentation dont elles sont animées et qu'elles leur communiquent. Mais, ajoutent-ils, il est des cas où les effets de l'infection putride sont très-prompts pour qu'on ne puisse croire qu'elle a eu le temps de maléficier nos humeurs, il est bien plus probable qu'elle affecte le fluide nerveux par sa malignité.

Champeaux fait observer également qu'il est des circonstances où l'air atmosphérique peut être infecté d'exhalaisons putrides sans que la mauvaise odeur nous avertisse du danger.

3° Les effets de l'intoxication putride dépendent du dégré de corruption et on pourrait les observer en clinique combinés chez le même sujet. Saucerotte et Didelot admettent même cette conséquence pour l'intoxication putride par les milieux lorsqu'ils disent : « L'air pouvant participer des différentes qualités à la fois qu'il acquiert en se chargeant d'exhalations putrides, il s'ensuit que ses effets peuvent être complexes. »

4° Les mouvements spontanés seraient contagieux par contage médiat et immédiat ; les fermentations intra-organiques existeraient réellement.

Parvenus au terme de cette revue de théories de la fermentation putride au xviiiᵉ siècle, après en avoir résumé les conséquences principales, nous croyons avoir suffisamment justifié ce que nous disions de leur importance au point de vue des notions contemporaines sur la septicémie chirurgicale. N'est-il pas démontré, en effet, qu'elles nous offrent dans leur ensemble une ébauche parfaite, indiscutable de la théorie de Robin sur la fermentation putride, la putréfaction en général [1]? peut-on établir en termes plus explicites la distinction entre les effets de la virulence et de putridité, que ne le font les auteurs dont nous venons d'exhumer les travaux? N'est-il pas réellement remarquable enfin, de trouver l'observation clinique seule, par sa toute-puissance intuitive, au xviiiᵉ siècle, conduire à la même conclusion que celle dictée plus tard par les résultats expérimentaux de la période contemporaine : « Les effets de l'intoxication putride par le pus putréfié sont complexes, la virulence et la putridité concourant chacune pour leur part à la production de la substance toxique [2].»

---

[1] In *Mémoire* lu à la Société de biologie en 1863.
[2] *Voir* pages 90 et suivantes de ce mémoire.

CHAPITRE II.

1° *Dans ses rapports avec les phénomènes locaux.*

Les chirurgiens du xviiie siècle considèrent comme susceptibles d'exercer une influence incontestable sur les phénomènes locaux des plaies, les conditions miasmatiques en général, du milieu au sein duquel elles évoluent. C'est ainsi que [1] Morgagni a pu dire que la constitution de l'air peut quelquefois être désavantageuse aux plaies, et que Boerhaave recommande de fournir aux blessés un air toujours pur, exempt d'exhalaisons putrides et souvent renouvelé [2].

Rien n'est plus variable d'ailleurs que les conditions miasmatiques que nous voyons incriminées à ce point de vue.

De toutes ces conditions, celles qui résultent d'un milieu nosocomial sont le plus souvent mises en avant.

D'après Lombard, au contact des plaies, l'atmosphère des hôpitaux se chargerait de molécules putrides, et c'est au principe de putridité résidant dans ces molécules qu'on devrait attribuer les manifestations gangréneuses dont elles deviennent le siège. Cette opinion, nous la trouvons exprimée par Champeaux et bien d'autres, tant elle est généralement admise.

C'est aussi dans ces conditions qu'Alburnoth a observé des tumeurs œdémateuses autour des plaies qui guérirent, les blessés venant à changer de milieu [3].

De ce genre de manifestations morbides sont les pourritures des plaies que de La Motte [4] a vu survenir à l'Hôtel-Dieu de Paris, en 1775. Mais c'est à Pouteau qu'on doit d'avoir démontré le premier les véritables caractères de cette affection ainsi que ses propriétés contagieuses par contact direct et miasmatique [5].

Ces conditions miasmatiques de l'atmosphère rendent compte des influences des localités sur la marche des plaies. D'après Quesnay [6], si les ulcères de jambe sont presque inguérissables dans

---

[1] *De sed. et causis*, liv. IV, p. 288.
[2] § 752, *Aph. de chirurg.*, 52.
[3] *Loco citato.*
[4] Tome II, p. 263.
[5] Tome III, p. 227 et suivantes. *Œuvres posthumes.*
[6] *Sur le vice des humeurs.* Mémoire.

certaines contrées de l'Italie méridionale, cela tient aux émanations putrides dont l'air est chargé dans ces pays.

De même en ce qui concerne l'action sur les plaies de certaines constitutions atmosphériques, Malouin, en 1741 et 1748, vit à Paris toutes les plaies devenir gangréneuses à un moment donné.

Il n'est pas jusqu'aux orages dont on n'ait invoqué l'action en leur attribuant les effets les plus pernicieux sur les plaies. Les preuves à cet égard sont d'une valeur démonstrative des plus suspectes, hâtons-nous de le reconnaître.

Garengeot[1] opère de la taille 30 malades à l'hôpital de la Charité, à la suite d'un violent orage : 12 des opérés succombent. D'après lui, cette mortalité incomberait à l'électricité dont l'atmosphère était chargée.

Si nous en croyons La Flize, le tonnerre vicie l'air d'une manière qui rend son contact fort dangereux pour les plaies, à cause de la grande quantité d'acide sulfureux qu'il y répand. Il occasionnerait la corruption des plaies récentes, et leur gangrène. Sur la foi d'un chirurgien, grand opérateur de loupes, sous son influence, dit-il, les cicatrices s'ouvriraient et l'hémorrhagie apparaîtrait de nouveau. L'*Histoire de l'air*, de l'abbé Richard[2], contient des exemples nombreux de cette action du tonnerre sur les plaies, tout aussi fantaisistes que les précédents quant à la logique des déductions qu'ils inspirent. C'est encore l'acide sulfureux qui est la cause directe des acccidents qu'on observe dans ces cas.

L'influence des épidémies sur les phénomènes locaux des plaies, admise par la plupart des chirurgiens de l'époque, s'explique aussi par les mêmes conditions d'impureté de l'atmosphère :

« Il faut faire attention au caractère épidémique; s'il règne une épidémie, il est difficile que les maladies chirurgicales, surtout celles accompagnées de plaies, n'y participent pas plus ou moins, quelle que soit sa nature.

« Elles agissent en surchargeant l'atmosphère de corpuscules putrides et en communiquant aux plaies un caractère particulier, propre à les rendre plus dangereuses et plus rebelles[3]. »

De ce qui précède, nous pouvons donc conclure que l'action d'un air impur sur les plaies, dans ses rapports avec leurs phénomènes locaux avait fixé l'attention des chirurgiens au xviiie siècle, quelle que soit d'ailleurs la source de cette impureté. De plus, dans toutes ces conditions miasmatiques diverses que nous venons d'énumérer, c'est toujours un principe de putridité qui est l'agent responsable

---

[1] Malle, *Méd. opér.*, p. 12
[2] Tome VIII, p. 108.
[3] La Flize, *Prix acad. de chirurg.*, t. V, p. 148 et 422.

des effets produits. Quant à ces effets, ils se réduisent, pour le plus grand nombre des auteurs qui les signalent, à des manifestations gangréneuses locales sur les plaies dont la pourriture d'hôpital est la plus haute expression, d'après Pouteau. Telle serait, dans son ensemble, l'opinion à laquelle serait ralliée l'académie de chirurgie.

Il nous reste à examiner maintenant par quel mode d'action se manifesteraient ces influences de milieu. Suivant Lombard, l'air chargé de molécules putrides, agissant directement sur la plaie imprégnerait ses sucs en y développant une acrimonie plus ou moins considérable. Ces principes putrides, pénétrant en outre dans le sang par des voies diverses (les voies pulmonaires exceptées, d'après Quesnay), apporteraient dans l'organisme le ferment d'une décomposition putride, d'où résulteraient des fièvres putrides et consécutivement des taches gangréneuses sur la plaie. Au risque de paraître systématiquement enclin à trouver dans les écrits du xviiie siècle les notions modernes sur la septicémie chirurgicale, nous ne pouvons néanmoins nous empêcher de faire remarquer combien cette vue théorique de manifestations gangréneuses locales, consécutives à une intoxication putride générale de l'organisme, concorde avec les résultats expérimentaux de Chauveau, opérant le bistournage de béliers après intoxication septicémique préalable, et obtenant la gangrène du testicule et des bourses avec cortége d'accidents graves phlegmoneux [1].

L'air impur chargé de miasmes putrides agirait donc localement sur les plaies par deux voies différentes : 1° par voie directe altérant les sucs de la plaie, qui à leur tour agiraient localement sur celle-ci ; 2° par voie indirecte, modifiant profondément l'organisme, et de ce chef les phénomènes locaux de réparations dont la plaie est le théâtre. Cette dualité d'action, tous les auteurs l'admettent en donnant l'interprétation que nous venons d'exposer.

2° Dans ses rapports avec les phénomènes généraux.

Les phénomènes généraux des plaies pour l'explication desquels nous avons vu jouer un rôle à l'action de l'air pur sont aussi les seuls pour lesquels on attribue quelque influence à son action comme milieu miasmatique.

Stohl remarque que certaines épidémies donnent une forme spéciale à la fièvre traumatique.

Dans ses rapports avec ce qu'on nomme la métastase purulente, le reflux de suppuration, tous les chirurgiens s'accordent à signaler les conditions de milieu résultant de l'encombrement et d'exha-

____

[1] La Flize, *Prix acad. de chir.*, t. V. (*Société de biologie*, 19 avril 1873.)

laisons putrides. C'est ainsi que Goursaud considère l'action de l'air corrompu comme une des causes les plus puissantes de métastase lorsqu'il s'exerce sur les plaies.

J.-L. Petit [1], recherchant les causes du reflux de matière purulente, incrimine l'action de l'air à plus d'un titre : « soit qu'il agisse intérieurement étant trop chaud ou trop froid, soit qu'il soit corrompu par la peste, le remuement des terres. Dans tous ces cas, les reflux de matière purulente sont fort à craindre. C'est ce qui se passe dans les hôpitaux, où nous voyons souvent ce reflux survenir. »

De l'action de l'air impur sur les plaies dans ses rapports avec les autres phénomènes généraux qui résultent de la pénétration dans le sang d'un pus putride, nous avons peu de chose à en dire, si ce n'est que toutes les théories de la putréfaction au xviiie siècle témoignent de l'opinion généralement admise de la contagion par l'air des mouvements spontanés de pourriture. Il n'est pas un chirurgien qui, à l'époque, ignore cette contagion et ne l'applique à l'interprétation des faits cliniques. Inutile donc d'insister plus longuement sur ce sujet.

[1] *Œuvres posthumes*, par Lesne.

CHAPITRE III.

DE L'ACTION DE L'AIR SUR LES PLAIES DANS LA PRATIQUE.

La pratique chirurgicale au xviiie siècle ne pouvait se désintéresser des interprétations diverses dont l'action de l'air sur les plaies était devenue l'objet, ni rester sourde aux discussions nombreuses qu'elle suscitait de toutes parts. Aussi la voyons-nous s'empresser de mettre à profit les conséquences qui en ressortent et, s'inspirant des idées du jour, les appliquer à ses méthodes de pansement, à ses procédés opératoires et à l'hygiène chirurgicale en général.

Méthodes de pansement.

Dès les premières années du xviiie siècle et quelle que soit la persistance avec laquelle on commence à réagir déjà contre les opinions exagérées du siècle précédent, l'action de l'air sur les plaies ne laisse pas que de préoccuper encore vivement l'esprit des chirurgiens. Pendant la durée du pansement, ils exigent que l'atmosphère soit artificiellement chauffée autour du blessé ; avec lui ils s'enferment dans les rideaux du lit et ce n'est que successivement et par fractions qu'ils découvrent la plaie pour la recouvrir aussitôt. En opérant ainsi, on a pour but de garantir la plaie du contact de l'air froid et des émanations, des miasmes dont il peut être le véhicule.

Plus tard, sous l'influence de l'académie de chirurgie, ces craintes vont en s'atténuant peu à peu, et l'on arrive à une appréciation plus mesurée de cette action de l'air sur les plaies. L'usage des pansements rares tend à se généraliser, on discute l'opportunité des onguents et des topiques qu'on veut bannir de la pratique. La Flize ne leur reconnaît d'autre propriété que celle de préserver les plaies du contact de l'air. L'action d'un air chaud et humide ; on l'utilise pour provoquer la suppuration sur un ulcère calleux et aride. L'air sec et froid sert pour arrêter un ulcère fongueux atteint de suppuration putride. Il n'est pas jusqu'au soleil dont on ne demande le concours pour guérir les brûlures et généralement toutes les plaies avec atonic [1].

---

[1] Saucerotte et Didelot. *loco citato.*

Signalons enfin l'usage de l'air froid comme agent hémostatique, et nous aurons le tableau des ressources thérapeutiques que la chirurgie du xviiie siècle empruntait à l'action de l'air par sa température.

Les effets de la putridité du pus conduisent encore aux pansements antiseptiques, dont il serait trop long d'énumérer ici le nombre et le *modus faciendi*. Bornons-nous à signaler des mémoires spéciaux sur le sujet dus à Macbride, Bordenave, de Boissieu, etc., etc.

Il n'est pas sans intérêt, croyons-nous, d'indiquer à cette place l'usage des bains d'acide carbonique (air fixe) prescrits par Champeaux pour arrêter la pourriture des parties qui en sont atteintes. Huy et Priestley furent les premiers à en recommander l'emploi à l'intérieur dans les maladies putrides, mais c'est à l'auteur que nous venons de citer qu'on doit d'en avoir le premier pressenti les avantages dans le traitement de la gangrène. Son mémoire est riche de détails à ce point de vue et contient toutes les descriptions pratiques pour le montage des appareils.

Procédés opératoires.

Sans nous arrêter au singulier procédé préconisé par un élève de Monro, du nom d'Aïtchen, de pratiquer l'opération césarienne, la femme étant maintenue sous l'eau pour éviter le contact de l'air, la médecine opératoire de l'époque n'en est pas moins influencée par la crainte des effets qu'il peut produire sur les plaies.

C'est par l'application d'un procédé relevant de ce qu'on nommera plus tard la méthode sous-cutanée que Bromfield opère l'extraction des corps étrangers de l'articulation du genou. En 1784, Desault s'emparant de cet exemple répète la même opération, se proposant d'éviter ainsi l'accès de l'air dans la cavité synoviale. Il faut dire cependant que, d'après Bichat [1], il traite quelques années plus tard cette crainte de chimérique, de vieux préjugé, et déclare que s'il avait eu encore à faire des opérations de ce genre, c'est à l'incision ordinaire qu'il aurait eu recours. Citons encore le débridement sous-cutané des hernies dont la malencontreuse idée appartient à J.-L. Petit.

Pour la ponction des abcès par congestion, il n'est pas un chirurgien qui ne s'attache à prévenir l'accès de l'air dans leur cavité en pratiquant des ouvertures fort étroites. A cet effet A. Petit préconise l'usage d'une aiguille rougie à blanc et d'une ventouse pour aspirer le pus. Sous le nom de méthode valvulaire, rappelant ainsi la constitution anatomique du trajet de la ponction, Albernethy [2] dé-

---

[1] *Œuvres* de Desault, t. I, p 299.
[2] *Surgical Works* d'Albernethy.

crit un procédé opératoire où l'on retrouve en termes explicites la description de la méthode sous-cutanée appliquée aux cavités closes.

Hygiène chirurgicale.

Les moyens de se garantir contre les effets d'un air impur sur les plaies, au xviiie siècle, nous apparaissent confondus avec ceux se rattachant à l'assainissement des hôpitaux en général. Il ne nous appartient pas d'entrer ici dans de longs développements à ce sujet, et nous nous bornerons à signaler les principaux travaux sur la matière. C'est de cette époque que datent les appareils de désinfection de Guyton de Morveau : pour corriger l'air de salles de blessés et de malades, la détonation du nitre, les parfums des plantes répandues à profusion et en particulier celui de la menthe (Priestley). N'oublions pas de mentionner aussi le fameux parfum de Senac dont le secret perdu semble plonger dans les plus amères angoisses maint chirurgien du xviiie siècle [1].

On étudie la construction des hôpitaux, nous voyons Duhamel [2] recommander d'élever jusqu'aux plafonds l'ouverture des fenêtres en vue d'une ventilation plus efficace; on manifeste déjà des préférences pour les larges cheminées d'appel dans lesquelles on allume de grands feux. Le *Traité de physique* de Nollet donne les indications les plus précises pour le chauffage et la ventilation.

L'usage des ventilateurs mécaniques se généralise, et parmi ceux qu'on emploie le plus souvent, nous trouvons les appareils de Dutton, Gauger, Desagulier, Montilorgue, Fidd. etc. En Angleterre, Hales écrit un traité didactique sur la ventilation des hôpitaux, et son système y est favorablement accueilli. Comme exemple de ses conséquences heureuses pour le traitement des plaies dans une atmosphère nosocomiale, il cite ce qui se passe à l'hôpital Saint-Georges où les ulcères scorbutiques étaient plus tôt guéris et n'avaient plus besoin d'être envoyés à la campagne depuis que son ventilateur y était établi. Pringle signale encore les bons effets des ventilateurs halésiens pour le traitement des gangrènes dues à un air putride.

---

[1] *Traité de la peste*, 2e part., p, 65.
[2] *Mém. acad. des sciences*, 1748.

Les circonstances que nous avons signalées au siècle précédent concourant à une appréciation plus exacte que par le passé, de l'action de l'air sur les plaies, nous les retrouvons non moins propices à cet effet durant la période historique que nous avons à parcourir pour arriver à l'époque contemporaine. Pour cette question comme pour l'ensemble des connaissances chirurgicales, on ne saurait établir une séparation rigoureuse entre le xviiiᵉ et le xixᵉ siècle, celui-ci développant l'héritage du premier. Nous devons néanmoins une mention particulière aux efforts de la méthode expérimentale qui, largement mise à contribution, en conduisant les chirurgiens à une étude analytique d'une action aussi complexe, a permis d'en pénétrer en partie les mystérieuses influences.

CHAPITRE I.

DE L'ACTION DE L'AIR PUR SUR LES PLAIES.

1ᵘ Dans ses rapports avec les phénomènes locaux.

Il est une date, celle de l'année 1839, qui doit, croyons-nous, marquer une étape dans notre exposé. Elle correspond, en effet, à la première interprétation doctrinale de l'action de l'air sur les plaies dans ses rapports avec la suppuration donnée par M. J. Guérin, et devient l'origine d'un mouvement scientifique incontestable, tendant à reporter l'esprit des chirurgiens vers une étude expérimentale de la question, dans sa généralité. Cette division, outre qu'elle est naturellement indiquée par les considérations que nous venons de faire valoir, nous permettra encore de mieux juger les persistantes revendications de priorité auxquelles la doctrine de M. J. Guérin a donné lieu jusqu'à ce jour.

Nous étudierons donc tout d'abord l'action de l'air sur les plaies dans ses rapports avec les phénomènes locaux en général, et la suppuration en particulier antérieurement à l'année 1839. Nous la continuerons ensuite suivant la même méthode pour la période subséquente.

Première période.

Dans ses rapports avec les phénomènes locaux en général.

Dès les premières années du XIXᵉ siècle, Beddoës Thomas, poursuivant des études sur les effets des divers gaz sur l'organisme, études qui devaient le conduire à fonder à Bristol où il mourut en 1807, un institut dit *pneumatique*, remarque que les effets ordinaires du contact de l'air sur les plaies, tels que la douleur, l'inflammation, étaient considérablement accrus quand on substituait à l'air de l'oxygène pur, et qu'ils diminuaient proportionnellement si on les remplaçait par des gaz inertes comme l'azote, l'acide carbonique et l'hydrogène [1].

Il n'est pas un chirurgien de l'époque auquel échappe cette action irritante du contact de l'air sur les plaies. Boyer [2] l'accuse aussi de provoquer la douleur, l'inflammation, de resserrer les vaisseaux et de produire l'engorgement de la plaie. Telle est aussi l'opinion de Dupuytren dont la parole et les écrits auraient, d'après Velpeau, le plus puissamment contribué à répandre cette erreur.

Thompson [3], à l'instar de Beddoës, rapporte à l'oxygène cette action irritante qui lui est démontrée d'ailleurs. Mais ce n'est pas seulement par son action propre, par son oxygène que nous voyons incriminer l'action de l'air sur les plaies ; l'abaissement de sa température et jusqu'à son état de pression sont autant de facteurs qu'on fait intervenir. Dupuytren, par exemple, n'hésite pas à admettre que l'air raréfié sur les plateaux s'oppose à la formation des caillots et devient une cause d'hémorrhagie pour les plaies [4].

Des plaies, on étend aussi aux cavités closes les dangers que présente le contact de l'air ; mais sous ce rapport, disons-le, les chirurgiens du XVIIIᵉ siècle n'avaient rien laissé à découvrir à leurs successeurs.

A la voix de Larrey signalant l'avantage des pansements rares, l'attention se reporte un moment vers l'étude des effets du contact de l'air sur les plaies. De nouveau, les préceptes de Magati sont soumis à la discussion, Maréchal, Josse [5], de Sozie [6] se prononcent en leur faveur, invoquant toujours les dangers de l'action de l'air sur les plaies sans ajouter néanmoins aucune particularité nouvelle à celles qu'avait relevées à sa charge le père de la doctrine.

---

[1] Hunter, trad. Richelot, t. III, p. 451.
[2] *Maladies chirurgicales*, t. I.
[3] *Traité de l'inflammation*, trad. Boisseau et Jourdan, 1827, p. 344.
[4] Dupuytren-Sabatier, *Méd. opér.*, t. I, p. 197.
[5] *Archives de médecine*, 1833.
[6] *Mélanges de chirurgie*, 1835.

L'action irritante de l'air sur les plaies était donc généralement admise, lorsque Velpeau vint s'élever contre cette opinion [1]. Il déclare, en effet, que l'air n'est pas malfaisant par lui-même, mais bien par les produits auxquels il donne naissance en décomposant le pus. Ce sont eux qui seraient responsables des effets produits localement, de l'irritation et de l'inflammation qui en résultent. Il n'était pas le seul à admettre ces propriétés irritantes du pus putride. Rappelons pour mémoire ce qu'en avaient écrit les chirurgiens du dernier siècle. Cette notion réapparaît dans tous les classiques du commencement de ce siècle, et entre tous, Boyer se distingue par l'insistance qu'il met à la signaler.

Dans ses rapports avec la suppuration.

Nous nous trouvons ici en présence d'une question de priorité, souvent jugée et toujours cependant l'objet de revendications aussi âpres que persistantes. Loin de nous la pensée de reproduire les éléments d'un débat qu'il y aurait, ce nous semble, quelque mauvaise grâce à ne pas considérer comme définitivement clos ; le dossier se trouve d'ailleurs entre les mains de tout le monde, et si nous sommes conduits à cette place à lui faire des emprunts, ce n'est que pour servir uniquemunt à l'exposé historique qui nous incombe.

Nous savons déjà, sur la foi de Hunter, que l'action de l'air comme cause de suppuration des plaies était admise par la plupart des chirurgiens du siècle précédent [2].

Bichat dit que le temps de la suppuration des plaies n'existe pas dans la réunion des organes divisés sans plaie extérieure [3]. Boyer considère aussi l'exposition prolongée au contact de l'air, comme cause de la suppuration.

D'après J. Bell [4], les plaies recouvertes de leurs téguments naturels et maintenues à l'abri de l'air ne présenteraient aucun des symptômes d'inflammation. Macartny s'exprime dans les mêmes termes [5]. Brodié, traitant les varices par une application prématurée d'un procédé relevant de ce qu'on appellera plus tard la méthode sous-cutanée, remarque que les opérés guérissent sans suppuration, ce qu'il attribue à l'absence du contact de l'air. L'histoire de la ténotomie et de la myotomie à cette époque, et antérieurement aux travaux de J. Guérin, est riche d'éléments tout aussi

[1] *Méd. opér.*, t. II, p. 254.
[2] Hunter, t. I, p. 464, trad. Richelot.
[3] *Anatomie générale*, t. I, p. 188, édition de 1821.
[4] *Traité des plaies*, trad. Estor, 1825, p. 37 et 38.
[5] *Treat of inflammat.*, 1838.

démonstratifs témoignant que l'action de l'air apparaissait comme cause de la suppuration des plaies exposées. Qu'il nous suffise de citer, parmi ceux qui partageaient cette opinion, Delpech [1], Stromeyer, Bouvier, les deux Duval, Scoutteten Stoes-Hedd, etc., En Allemagne l'accueil fait aux revendications de priorité de la part de J. Guérin témoigne aussi combien cette opinion était répandue à l'époque.

Seconde période.

Dans ses rapports avec les phénomènes locaux en général.

Une des conséquences immédiates et des moins contestées des premiers travaux publiés par J. Guérin, des discussions qu'ils suscitent, des recherches expérimentales qu'ils provoquent, est de conduire à une appréciation plus réfléchie et plus mesurée de l'action de l'air sur les plaies dans ses rapports avec les phénomènes locaux en général. Dès cette époque, on ne lui connaît plus ces effets terrifiants du temps jadis qu'on mettait encore à son actif au commencement du xixe siècle. On lui substitue peu à peu une action irritante, et encore faut-il que la plaie soit récente et l'exposition prolongée. Disons cependant que Lisfranc n'est pas sans partager encore une partie des erreurs du passé [2] lorsqu'il accuse l'air de supprimer la suppuration des plaies, de provoquer l'inflammation et qu'il recommande pour en atténuer les effets la plus grande célérité dans les pansements. L'état de l'opinion à cette époque, Gosselin le dépeint avec exactitude lorsqu'il écrit : « L'air exerce certainement une action irritante sur les plaies, mais son contact de quelques instants, ne saurait suffire à constituer un péril réel pour le blessé [3]. » Telle est d'ailleurs la conclusion générale qui ressort de tous les débats où cette question a été agitée. Il y a cependant quelques divergences d'opinion à faire remarquer dans la façon de comprendre le mécanisme de ces effets d'irritation et d'inflammation.

Pour Bouvier, ce serait l'abaissement de la température de l'air et son état d'agitation qui en seraient responsables. J. Guérin serait conduit par ses expériences à incriminer l'oxygène ; quant à Bouley, l'absorption de l'oxygène par les capillaires de la plaie n'en serait pas le facteur le moins efficace [4].

---

[1] *Voir* les discussions sur la méthode sous-cutanée à l'Acad. de méd. et dans la Presse, 1842, 1857, 1866.

[2] *Méd. opér.*, 1849, t. I.

[3] Gosselin, thèse de concours, 1851. Chaire de clinique chirurgicale.

[4] *Bull. acad. de méd.*, 1842, 1857, 1866. Discussion sur la méthode sous-cutanée.

Dans ses rapports avec la suppuration.

Son histoire, durant la période qu'il nous reste à parcourir, se confond avec celle des vicissitudes auxquelles sera soumise l'interprétation doctrinale qu'en a donnée J. Guérin en juillet 1839 pour la première fois. Sa théorie est en effet le dernier refuge où nous trouverons confinée pour quelque temps cette vieille erreur léguée par le xviiie siècle. Il nous a paru que ce serait étrangement méconnaître l'étendue des développements que comporte cet exposé historique, que de nous attacher à reproduire toutes les discussions dont elle a été l'objet, soit dans la presse, soit à la tribune académique, durant les années 1842, 1857, 1866. L'argumentation vive et pressante de Gerdy, Malgaigne, Velpeau, etc., n'est pas d'ailleurs sans avoir laissé une impression durable dans le souvenir de la génération médicale contemporaine pour que nous n'ayons pas à en rappeler ici les termes principaux. Aussi, nous bornerons-nous à un simple exposé de cette doctrine dont la singulière destinée a été de naître, de vivre, de mourir sans pouvoir être comprise, paraît-il [1], d'autres que de son auteur. Dégagée de toutes les obscurités dont elle a été parfois enveloppée dans le cours de la discussion, et réduite à ses points fondamentaux, voici en quoi elle consiste. Les plaies exposées et les plaies sous-cutanées se réparent par deux modes de cicatrisation forts différents. Pour les premières il y a production de bourgeons charnus, elles suppurent. Les autres se cicatrisent par un travail particulier dit d'organisation immédiate, elles ne suppurent pas. L'action de l'air sur la plaie est la raison d'être de cette différence, c'est par elle que la suppuration a lieu.

Les conséquences de cette doctrine telles que tout le monde les a déduites, telles que les déduisait J. Guérin lui-même, sont les suivantes : « Si une plaie est exposée au contact de l'air, elle suppure, si elle est garantie contre ce contact, elle ne suppure pas, et cela, quelle que soit la forme de la plaie, qu'elle consiste en une simple division dont les bords sont rapprochés, ou en une perte de substance quelconque faite en un point du corps. »

Il paraîtrait qu'à ce jour, J. Guérin sous le poids des critiques qui l'accablent, des démentis que les faits viennent donner aux conséquences de sa doctrine, semble décliner toute responsabilité à leur égard et les répudie presque. Il se plaint en effet dans son discours du 13 juin 1871, à l'Académie de médecine, que ses efforts aient été impuissants à faire comprendre que cette action pyogénique de l'air était l'action d'une cause éloignée, c'est-à-dire n'a-

---

[1] Acad. de méd., 13 juin 1871. Discours de J. Guérin.

gissant qu'au moyen d'intermédiaires et pouvant être suspendue ou
supplée par d'autres causes éloignées du même caractère auxquelles
il donne le nom de causes antipathiques. En présence de cette dé-
claration inopinée, il y a lieu de se demander s'il est possible qu'il
y ait eu surprise et si les conséquences que nous avons cru être
celles de la doctrine, n'en fussent qu'une reproduction fantaisiste.

Nous admettons volontiers que ce n'est pas d'hier qu'est née
dans l'esprit de J. Guérin cette distinction nuageuse et subtile
entre l'action de l'air pure et simple et l'action éloignée. Nous dirons même qu'elle est apparue dans la discussion de 1857 dans des
conditions telles qu'elle semble plutôt inspirée par la nécessité de
la défense, que par un examen réfléchi des faits cliniques et expérimentaux. C'est ainsi qu'elle est interjetée comme une réplique
victorieuse à l'argumentation de Malgaigne. Cette distinction, nous
la retrouvons encore invoquée dans des circonstances analogues
en 1866, (*Gazette médicale*, page 88). Il y ajoute aussi l'énumération des causes antipathiques et de ce nombre, certaines complications pathologiques de l'organisme, suppléant à l'action de l'air
et comme lui occasionnant la suppuration des plaies.

Malgré ces explications, nous ne parvenons pas néanmoins à être
convaincus que les conséquences de la doctrine, telles que nous
les avons formulées ne soient pas celles qu'en déduisait J. Guérin
lui-même. En effet, ne dit-il pas : « L'étendue et la fréquence de
la suppuration sont en rapport avec la somme et la durée du contact de l'air. » (*Bulletin de l'Académie de Médecine*, 1857, page 393).
Quand nous affirmons que l'air est l'agent de la suppuration, nous
établissons cela par deux ordres de preuves. Nous montrons que la
suppuration a toujours lieu au contact de l'air et qu'elle n'a jamais lieu
en l'absence de ce contact [1]. Nous pourrions à plaisir multiplier ces
citations empruntées aux principaux discours de J. Guérin en 1857,
si les débats plus récents dont la méthode sous-cutanée a été l'objet en 1866, à l'occasion de l'occlusion pneumatique des plaies, ne
fournissaient pas les preuves irrécusables que, pour lui, « une
plaie avec perte de substance ne suppurerait pas si on la préservait
du contact de l'air. » D'ailleurs, comme le fait remarquer judicieusement M. Le Fort [2], qui semblait pressentir, en écrivant les lignes
suivantes, tout le parti que tirerait plus tard J. Guérin de ces causes
antipathiques pour ménager une retraite honorable à la doctrine
battue, « la nouvelle invention ne peut laisser place à l'équivoque
sur l'idée qu'il se fait de l'action de l'air dans la méthode sous-cutanée. »

---

[1] *Bull. de l'Acad. de méd.*, 1857, p. 393.
[2] *Gaz. hebd.*, 1866, p. 466.

Il est donc bien vrai, que les conséquences que nous avons déduites de la doctrine sont aussi celles qu'en déduisait l'auteur lui-même, et cette opinion sur l'action de l'air, son rôle dans la suppuration des plaies, nullement ébranlée par la critique reparaît tout aussi prétentieuse que par le passé, jusqu'à l'heure actuelle. Nous aurons à la discuter plus tard ; pour le moment, nous devons nous borner à ce simple exposé que nous venons d'en faire.

2° *Dans ses rapports avec les phénomènes généraux.*

Durant les premières années du xixe siècle, peu de particularités nouvelles seront à relever à la charge de l'action de l'air sur les plaies, dans ses rapports avec les phénomènes généraux. Il semble en effet que tout l'intérêt de ces questions se soit reporté vers l'époque actuelle.

Tous les auteurs qui ont écrit sur la fièvre traumatique, Dumas, Fournier et Vaïdy, Ristelhueber, Blandin[1] s'accordent à signaler comme circonstance étiologique importante, l'inflammation et l'irritation de la plaie, sans cependant incriminer directement l'action de l'air de nature à provoquer cette irritation. Exceptons-en toutefois Sanson qui la prend à parti[2].

A la suite des applications de la méthode sous-cutanée et de l'usage des pansements par occlusion, J. Guérin, Chassaignac et beaucoup d'autres chirurgiens remarquent que la fièvre traumatique est réduite à minima par le fait de la suppression d'accès de l'air sur les plaies. Citons enfin l'opinion de quelques rares auteurs qui, avec Maisonneuve, devançant ainsi l'école allemande, attribuent la fièvre traumatique à une légère intoxication par les produits de la plaie altérés au contact de l'air[3].

Pour ce qui concerne l'action de l'air sur les plaies dans ses rapports avec les autres phénomènes généraux, son histoire est celle des rapports de la septicémie avec l'infection purulente au xixe siècle ; nous la résumerons brièvement.

Rappelons d'abord les notions acquises au xviiie siècle, touchant les propriétés toxiques que le pus des plaies acquiert au contact de l'air, et les phénomènes généraux auxquels donne lieu sa pénétration dans le sang ; rappelons encore la part qu'on fait à cette intoxication dans la pathogénie de ce qu'on nomme alors le reflux de suppuration, métastase purulente correspondant à l'infection purulente de nos jours.

Dès les premières années de ce siècle, les chirurgiens tout en

---

[1] Thèse d'agrégation, 1872, Lucas-Championnière.
[2] Article PLAIES, du *Dict.* en 15 vol.
[3] *Clinique chirurg.*, 1862.

n'ignorant pas les phénomènes d'intoxication résultant de l'absorption d'un pus putride, accidents qu'ils ont décrits avec Boyer, sous le nom de phénomènes dus au croupissement du pus, paraissent délaisser cependant la voie ouverte par quelques-uns de leurs devanciers, Quesnay, Goursaud, J.-L. Petit, etc., et n'en tenir aucun compte dans les théories explicatives qu'ils donnent de l'infection purulente. C'est en vain que Gaspard, Orfila, Magendie, Dupuy, Bouillaud, Leuret, Trousseau, Lassaigne, Hamon, répètent en les variant à l'infini, de 1807 à 1828, les injections putrides dans le sang des animaux, les chirurgiens laissent passer inaperçus ces résultats et négligeront de les appliquer à l'interprétation des phénomènes complexes du reflux de la suppuration.

Pendant longtemps encore les investigations se porteront sur un seul objet, la pénétration du pus dans le sang et la pathogénie des abcès métastatiques. On discutera les théories de Ribes, Dance, Velpeau, Maréchal, etc., etc., pour négliger les phénomènes généraux de putridité de cet état morbide. Il est à présumer, à voir l'ardeur des recherches à cette époque, que si l'histoire de l'infection purulente eût été écrite à la salle d'hôpital au lieu de l'être à la salle d'autopsie, si on avait surtout suivi l'exemple de quelques médecins, Bouillaud, Piorry, Cruveilhier, et pénétré dans le laboratoire de Gaspard, etc., l'école allemande aurait à cette heure singulièrement à rabattre de ses prétentions septicémiques.

Avec Bérard [1], on voit encore cette distinction s'accentuer de la putridité chirurgicale d'avec les phénomènes de l'infection purulente. Nous devons dire cependant qu'il n'est pas sans reconnaître quelques desiderata dans la pathogénie qu'il donne de cette dernière: « L'altération profonde des humeurs démontre que le pus mélangé au sang a une autre influence que celle qu'il exerce mécaniquement par ses globules. » Mais il avoue qu'il ne sait à quelle cause rapporter cette influence. On ne devait pas tarder à la connaître.

Nous assistons en effet, dès ce moment, à une reprise des expériences de Gaspard, etc., qui ont marqué le commencement du XIXᵉ siècle, avec cette différence toutefois qu'elles ont une affectation spéciale à l'étude des phénomènes de l'infection purulente. Qu'il nous suffise de rappeler les noms de Darcet [2], Aran [3], Ducrest et Castelnau [4], Sédillot, parmi ceux des chirurgiens qui s'y livrent. Sous la plume de Lenoir [5] la théorie septicémique de l'infection

---

[1] Article Pus, du *Dict.* en 30 vol.
[2] Thèse, Paris, 1842.
[3] *Gaz. méd.* de Paris, 1842.
[4] *Mém. acad. de méd.*, 1845.
[5] Roche et Sanson, *Path. méd. chir.*, t. V, p. 447, 4ᵉ édit.

purulente peut profiter des notions pathogéniques qu'il expose sur les fièvres d'intoxication putride; mais on les délaisse encore. Au dire de Legouest[1], Sédillot publie en 1843 une théorie[2] de l'infection purulente fort analogue à la théorie septicémique actuelle. Lisfranc[3] peut enfin s'écrier : « Que pour tous les bons esprits, l'infection purulente est une véritable intoxication. » On était donc préparé à accueillir les conclusions du traité de l'infection purulente de Sédillot. A dater de cette époque, si la théorie septicémique de l'infection purulente fait défaut encore, on a du moins l'acheminement qui y conduit avec le septico-pyohémie.

L'école allemande va maintenant rentrer en scène et Virchow qui, dès 1846, répète les expériences de Gaspard donne en 1855 une théorie de l'infection purulente dans laquelle la plus large part est faite à la septicémie. Qu'il nous suffise de rappeler les travaux de Billroth, Panum, Bergmann Weber, etc., pour témoigner des efforts faits en vue de constituer une théorie septicémique définitive de l'infection purulente. En France, la séparation radicale effectuée par Bérard, de la pyohémie et de la septicémie influence les esprits et retarde le progrès. Gosselin[4], Maisonneuve[5], Batailhe[6], Alexopoulo[7], seuls protestent contre la séparation que les traités classiques reproduisent à l'envi.

De cette revue historique, nous pouvons conclure que tous les chirurgiens du xixe siècle ont connu les effets de l'intoxication d'un pus putride, à la surface des plaies, que ces accidents désignés sous le nom d'infection putride ont été très-longtemps considérés comme distincts de ceux de l'infection purulente, et que ce n'est que dans ces derniers temps qu'on est revenu aux notions entrevues déjà par quelques chirurgiens au xviiie siècle, Quesnay, Goursaud, J.-L. Petit, etc., qui leur faisaient une part assez large dans la pathogénie de l'infection purulente.

---

[1] Discus. à l'Acad.. de méd., 15 juin 1869.
[2] *Annales de la chir. franç. et étrang.*, 1843.
[3] *Méd. opér.*, t. I, p. 172.
[4] *Mém. sur les fractures.* Soc. de chir. 1855.
[5] Clin. chir., 1862 et intox. chir., 1866.
[6] Acad. des sciences, 7 sept. 1863.
[7] Thèse, Paris, 1863.

CHAPITRE II.

DE L'ACTION DE L'AIR IMPUR SUR LES PLAIES.

1° *Dans ses rapports avec les phénomènes locaux.*

Les remarques que nous avons à signaler à ce point de vue sont
les mêmes qu'au siècle précédent. Elles sont tout entières con-
tenues dans l'histoire de la pourriture d'hôpital au XIXe siècle.
Bornons-nous donc à dire que l'influence d'un air impur sur les
plaies, celui particulièrement souillé d'exhalaisons putrides a toujours été considéré comme une cause de manifestations gangréneuses à leur surface, et que la diffusion par l'air de ces principes
gangréneux n'a pas cessé depuis Pouteau [1] d'être reconnue comme
la cause de la contagion miasmatique de ces accidents en dépit des
affirmations contraires de Percy, Richeraud, Dupuytren et quelques
autres.

Il est encore quelques autres manifestations morbides plus bé-
nignes que Dupuytren rapporte au contact d'un air impur sur les
plaies. Telles seraient celles d'un pus ténu et sanieux. La formation de bourgeons charnus bleuâtres, mollasses et blafards [2] et
comme conséquence finale les difficultés de la cicatrisation. Ces
phénomènes, quoique connus et observés par les chirurgiens du
XIXe siècle n'ont que fort exceptionnellement trouvé place dans les
traités classiques. Il faut arriver aux travaux contemporains sur
les complications diphtéroïdes des plaies pour voir l'attention des
chirurgiens [3] se reporter de nouveau vers l'étude de ces modifications locales des plaies sous l'influence des milieux miasmatiques.

2° *Dans ses rapports avec les phénomènes généraux.*

L'action d'un air chargé d'émanations putrides, hâtant la décomposition du pus à la surface des plaies et concourant ainsi à multiplier les cas d'intoxication putride, connue des chirurgiens du
dernier siècle, va se confirmant de plus en plus sous une observation rigoureuse des faits. Ces notions se fortifient encore de la

---

[1] *Œuvres posthumes*, t. III. *Loco citato.*
[2] *Méd. opér.*, Sabatier-Dupuytren, t. I, p. 198.
[3] Hergott, Discours d'ouverture, clin. chir. de Strasbourg, 1868.

démonstration expérimentale qu'en donnent pour la putréfaction en général, Cagnard de la Tour, Schwann, Helmoltz et Ure, Schraeder, Dush, et des travaux plus récents de M. Pasteur; rappelons aussi la démonstration qu'en donne J. Guérin, en 1857 [1].

Dans ses rapports avec l'infection purulente il n'est pas un chirurgien au xixe siècle qui nie l'influence des milieux dans la production de cette complication du traumatisme soit à l'état sporadique, soit à l'état épidémique. On ne peut que citer en effet, comme une rare exception, l'opinion soutenue dans la thèse de Raimpal, que le séjour dans les hôpitaux n'est pour rien dans le développement de l'infection purulente chez les amputés [2].

Parmi ceux qui font ainsi une part des plus larges à cette influence des milieux, il en est peu qui la fassent agir par voie de la plaie.

Pour expliquer la forme épidémique, Dance [3] nous dit qu'il faut qu'il existe en dehors de l'individu et indépendamment de sa blessure quelque cause aggravante extérieure.

Teissier [4], lui, s'explique en termes explicites et c'est par pénétration dans l'organisme, ailleurs que par la plaie, que l'influence de l'encombrement se fait sentir. Par le fait de l'encombrement, l'air acquerrait des propriétés semblables à celles qui président au développement du typhus, de la pourriture d'hôpital. Cet air ainsi chargé de matériaux putrides produirait une diathèse purulente. La plaie n'interviendrait dans cette théorie qu'en forçant le blessé à séjourner à l'hôpital.

Bérard [5] s'attache à la combattre. Pour lui, l'encombrement ne saurait être la seule cause de la viciation de l'air, ou bien, dit-il, il faut admettre que l'effet de cette cause se manifeste après qu'elle a cessé d'agir. On dirait, ajoute-t-il, que le principe morbifique est demeuré attaché aux parois de la salle, au lit du blessé ou aux différents objets d'ameublement. Ces principes morbifiques, contenus dans l'air sont sans action apparente sur les individus qui n'ont pas de blessures. Contrairement à Teissier, c'est par la plaie que, d'après lui, agirait cette influence des milieux.

Dans sa théorie explicative de l'infection purulente, A. Guérin [6] fait jouer un grand rôle aux conditions miasmatiques de l'air en contact avec les plaies. Ces miasmes agiraient indifféremment sur la plaie ou sur le poumon, pour influencer l'organisme, c'est par la

---

[1] *Bull. acad. de méd.*, 1857, p. 390.
[2] Thèse de Paris, 1852.
[3] *Arch. de méd.*, 1828. p. 160.
[4] *Journal l'expérience*, 1838.
[5] Article Pus, du *Dict.* en 30 vol.
[6] Thèse inaugurale, 1847.

plaie surtout que cette action se manifesterait dans la plupart des cas. Leur introduction dans l'économie produirait l'infection purulente. Quant à l'origine de ces miasmes, à l'époque où parut cette théorie (1847) rien ne témoigne qu'il leur reconnut un caractère spécifique. Il n'exige pas, en effet, qu'il provienne d'un malade atteint déjà de ce qu'il nomme la fièvre purulente et comme le fait remarquer Le Fort[1], la distinction si importante de cas d'infection spontanée et communiquée n'existe pas pour lui : le premier malade qui commence la série des infectés est, tout aussi bien que les autres, une victime des miasmes.

Ce n'est d'ailleurs qu'à mesure que nous approchons de l'époque contemporaine qu'on parvient à s'élever à l'idée de contagion pour expliquer l'épidémicité de l'infection purulente.

En Angleterre, dès l'année 1854, Simpson[2] nous est représenté comme contagioniste. D'après lui, le miasme spécifique par lequel elle se transmet, serait le même que celui qui produit la fièvre puerpérale ; il agirait sur la plaie, soit par contage miasmatique, soit par contage palpable immédiat, ce dernier mode étant le plus fréquent. Comme conséquence de cette opinion, nous voyons s'effectuer partout dans ce pays, une réforme radicale dans la pratique hospitalière des pansements des plaies, tendant à prévenir l'accès de ces germes morbifiques.

En Allemagne, Roser publie en 1862 une théorie pathogénique de l'infection purulente fort rapprochée sur certains points, mais non identique cependant à celle de A. Guérin. Il y admet la contagion miasmatique, mais n'exige pas pour qu'elle se manifeste, la présence d'une plaie. Ce serait à proprement parler une maladie infectieuse.

Pendant qu'à l'étranger l'idée de contagion faisait du chemin, elle trouvait en France les esprits moins empressés à l'accueillir. Les classiques sont muets à ce sujet, et c'est à peine si nous pouvons parvenir à grouper quelques noms parmi les chirurgiens qui ont admis la contagion de l'infection purulente. De ce nombre sont Legouest[3], Le Fort[4], auquel on doit d'avoir le plus contribué à propager cette opinion, soit par la parole, soit par les écrits depuis l'année 1858. Citons aussi Trousseau[5] qui, dans une de ses leçons cliniques sur l'infection purulente, s'exprime en termes formels à ce sujet. Pour tous ces divers auteurs, l'air serait le véhicule du

---

[1] *Gaz. hebd.*, 1871, p 425. Sur la cont. de l'infect. purulente.
[2] *Medical Times and Gaz.*, t. II, p. 127, 1854.
[3] *Chirurgie d'armée*, 1re édition.
[4] Cours part. Acad. de méd. Mém. sur le pansement par balnéation continue, 1870. — Des Maternités, 1866, p. 87. *Gaz. hebd.*, 1871, p. 425.
[5] *Union médicale*, 1862, t. XIV, p. 360 et 361.

contage. C'est par la plaie que s'exercerait son action. Le Fort partageant en cela l'opinion des chirurgiens anglais, tout en admettant la contagion médiate par l'air, croit à la plus grande fréquence du contage immédiat palpable par les doigts du chirurgien, les objets et pièces de pansement, la charpie surtout ayant séjourné dans les milieux infectés.

Depuis la discussion académique de 1871, le mot contagion est peu souvent prononcé, mais on agit dans la pratique comme si on l'admettait généralement. Les conséquences de cet état de choses sont d'accroître singulièrement les succès des grandes opérations chirurgicales.

CHAPITRE III.

DE L'ACTION DE L'AIR SUR LES PLAIES DANS LA PRATIQUE.

Pour satisfaire aux conditions du programme que nous avons suivi jusqu'à présent, nous aurions à rappeler à cette place, toutes les conséquences. pratiques déduites au XIXe siècle, des notions acquises touchant l'action de l'air sur les plaies. Ce serait entreprendre, en un mot, l'histoire de l'application de la méthode souscutanée dans son ensemble, celle des pansements par occlusion, antiseptiques, filtrants, etc. Cette tâche, nous n'essayerons pas de la remplir, entraîné que nous serions dans des développements hors de toute proportion avec notre sujet. Bornons-nous à signaler une simple indication bibliographique d'un assez grand poids peut-être, pour la détermination des questions de priorité qu'a soulevées le pansement à la ouate de M. A. Guérin.

On s'accorde généralement à lui attribuer le mérite d'avoir le premier appliqué le coton au filtrage de l'air sur les plaies. Il ne s'en suit pas cependant que l'idée de ce filtrage lui-même ne remonte bien avant le mois de décembre 1870, date de la première application du pansement ouaté par A. Guérin. Et en effet, sans nous arrêter à discuter si Tyndall, Lister, n'en avaient pas conçu l'idée avant lui, comme plusieurs le pensent, voici ce que nous lisons : (*Bulletin de l'Académie de Médecine*, 1857, page 390 dans un discours de J. Guérin, du 13 février 1857) « J'ai pu m'assurer en outre de nouveau que la présence des émanations animales dans l'air était pour beaucoup dans la rapidité de la putréfaction. *Cette opinion est d'accord avec des expériences plus récentes sur le tamisage de l'air et sur l'action de l'air tamisé sur les plaies.* »

Antérieurement au mois de décembre 1870 et au 13 février 1857 le principe de la filtration de l'air sur les plaies avait donc reçu son application. C'est la seule conclusion que nous puissions en tirer, J. Guérin ne citant pas l'auteur de ces expériences et M. A. Guérin pouvant bien être celui qu'il désigne, ce qui, disons-le, plaiderait singulièrement en faveur de la priorité qu'il revendique.

DEUXIÈME PARTIE.

DE L'ACTION DE L'AIR SUR LES PLAIES EN GÉNÉRAL, TELLE
QU'ON PEUT LA DÉTERMINER DANS L'ÉTAT ACTUEL
DE LA SCIENCE.

EXAMEN CRITIQUE DES DIVERSES INTERPRÉTATIONS DOCTRINALES
DONT ELLE EST L'OBJET.

Nous l'envisagerons successivement : 1° dans ses rapports avec les phénomènes locaux; 2° avec les phénomènes généraux, qu'ils soient physiologiques ou morbides.

CHAPITRE I.

PHÉNOMÈNES LOCAUX.

1° *Physiologiques.*

Les phénomènes normaux, physiologiques, dont toutes les plaies exposées deviennent le siége, apparaissent se succédant dans l'ordre suivant :

1° Solution de continuité. Écartement des bords.

2° Hémorrhagie. Écoulement de la lymphe.

3° Lésion des nerfs, douleur, modifications diverses de l'innervation.

4° Hémostase spontanée.

5° Travail de réparation, néoplasie conjonctive. Suppuration.

Nous allons rechercher quelle est l'action de l'air sur la plaie dans la production de ces divers phénomènes.

1° Solution de continuité. — Écartement des bords.

Quelques chirurgiens du xviiie siècle confirmaient la remarque faite par Alburnoth [1] qu'une plaie bâille davantage par un temps

---

[1] Alburnoth, *De l'influence de l'air sur le corps humain*, p. 218.

4

de gelée que dans un temps doux. De nos jours, l'attention ne semble pas avoir été attirée sur ce point ; néanmoins, il ne nous répugne nullement d'en admettre la réalité, quoique l'observation clinique ne l'ait pas constatée.

2° Hémorrhagie. — Écoulement de la lymphe.

Les lois de la physique, en ce qui concerne les effets de la pression atmosphérique, ne sauraient laisser hors de leur empire les phénomènes qui se passent à la surface des plaies. Donc, la vitesse de l'écoulement sanguin, l'exsudation de la lymphe, doivent être d'autant mieux favorisées que la pression est moindre. Disons toutefois que, dans la pratique, ces variations de pression ne donnent lieu à aucun effet sensible, appréciable. Cependant les chirurgiens du xviiie siècle et avec eux quelques-uns de nos jours, n'ont pas été sans remarquer que les plaies offraient une tendance à l'hémorrhagie sur le sommet des hautes montagnes.

Par son action propre et par l'abaissement de sa température, l'air exerce encore une action irritante qui se traduit par une constriction des vaisseaux divisés, et peut modifier ainsi l'apport des exsudats de la plaie. Nous apprécierons plus complétement cette action en traitant de l'hémostase spontanée.

3° Lésion des nerfs. — Douleur. — Modifications diverses de l'innervation.

Il est d'observation vulgaire qu'une plaie exposée au contact de l'air donne lieu à des douleurs lancinantes qui cessent lorsqu'on la recouvre. Tel est aussi le cas d'une ampoule de vésicatoire, d'une brûlure qu'on vient à rompre. Il serait puéril d'insister plus longtemps pour établir la réalité de cette action de l'air sur les extrémités nerveuses divisées, les propriétés irritantes, l'air les devant à l'oxygène. De longue date Ingenhouz l'avait constaté, conduit par le hasard ; introduisant sa main dépouillée en partie de son épiderme dans du gaz oxygène, la douleur s'exagérait pour cesser dans l'azote, l'acide carbonique, l'hydrogène. Rappelons aussi les expériences tout aussi concluantes de Beddoës, de J. Guérin [1] et celles plus récentes de Demarquay [2].

4° Hémostase spontanée.

L'air, par son contact sur une plaie récente, contribue à l'hémostase. La simple observation avait conduit Dupuytren, Lisfranc, etc., à utiliser cette action dans un but thérapeutique, à la suite des opérations chirurgicales. Aussi, est-ce pour arrêter l'hé-

---

[1] Acad. de méd., 1857. Méthode sous-cutanée.
[2] *Essai de pneumatologie*, p. 76.

morrhagie en nappe, qu'ils laissaient quelque temps à découvert les surfaces saignantes. Il agirait dans ce cas en formant des caillots obturateurs, et par son action irritante sur les extrémités vasculaires divisées. Cette action sur les vaisseaux, Verneuil l'invoque pour expliquer comment le bout inférieur des artères divisées en travers se vide en se contractant, et il indique le moyen de constater le fait expérimentalement en découvrant successivement dans leur longueur les vaisseaux d'un membre qu'on vient d'amputer, la saphène par exemple à la suite d'une amputation de cuisse [1]. S'il fallait encore d'autres preuves à l'appui de cette manière de voir, nous les trouverons peut-être dans cette particularité que les hémorrhagies précoces sont l'apanage des réunions immédiates, cas dans lesquels la nécessité d'une réunion rapide n'a pas permis de laisser à l'air le temps d'exercer son action hémostatique.

5° Travail de réparation. — Néoplasie conjonctive. — Suppuration.

Tous les chirurgiens savent que lorsqu'on expose fréquemment au contact de l'air une plaie réunie par première intention, les bords s'enflamment et la réunion échoue le plus souvent. S'il s'agit d'une plaie qui suppure, sous l'action de l'air, la suractivité des vaisseaux s'exagère ; survient comme conséquence un gonflement général des parties, avec abondance des épanchements plastiques. Nous avons déjà eu l'occasion de voir comment les chirurgiens du xviiⁱᵉ siècle mettaient cette action à profit pour traiter les plaies avec atonie. Des gaz dont l'air se compose, l'oxygène serait celui auquel incomberait la responsabilité de cette excitation des phénomènes réparateurs des plaies. Les expériences de Guérin et celles de Demarquay ne peuvent laisser le moindre doute à cet égard [2]. Ce dernier a observé en effet, que sous son influence, les plaies devenaient le siége d'un travail réactionnel très-marqué parvenant rapidement à un véritable travail inflammatoire.

Suppuration.

L'action de l'air sur les plaies comme cause de la suppuration est encore soutenue de nos jours par J. Guérin. Sa doctrine réapparaît à la tribune académique, en 1871, lors de la discussion sur l'infection purulente, ne cédant en rien de ses prétentions premières. Nous la résumerons en peu de mots :

Les conditions ou facteurs de la suppuration des plaies sont de divers ordres ; c'est qu'elles soient soumises au contact de l'air ou

[1] *Gaz. hebd.*, 1874, 23 février.
[2] *Essai de pneumatologie, loco cit.*, et *Arch. de méd.*, t. XIII, 1869.

seulement des impressions équivalentes de la part de substances dites antipathiques. Ce premier ordre de facteurs ou causes appartient à la catégorie des causes prochaines. Telles sont : 1° une modification de la sensibilité, de la motilité des extrémités nerveuses ou vasculaires épanouies à la surface de la plaie; 2° une modification chimique des liquides qui sourdent à cette surface, et cette surface elle-même dans sa partie la plus superficielle; 3° l'action de la pression atmosphérique s'exerçant directement sur l'aire des vaisseaux divisés qui limitent la surface de section : c'est-à-dire une action 1° organique; 2° chimique; 3° mécanique de l'air [1].

Telle est en substance la doctrine de J. Guérin, d'après le dernier exposé qu'il en a fait lui-même. Quelque embrouillée que soit cette action de l'air dans l'explication qu'il nous en donne, par l'intervention de ces causes antipathiques, qui viennent singulièrement restreindre l'étendue de son empire, l'air n'en est pas moins à ses yeux l'agent de la suppuration des plaies ; et si les plaies sous-cutanées ne suppurent pas le plus souvent, elles le doivent à ce qu'elles sont soustraites au contact de l'air.

Maisonneuve [2] adopte cette doctrine avec quelques variantes, il est vrai, dont il l'enrichit sans en altérer la partie fondamentale. C'est ainsi que se bornant à admettre l'action irritante de l'air comme suffisante pour expliquer son influence sur la production du travail suppuratif, il la fait intervenir par un autre mécanisme. D'après lui, le contact de l'air sur les plaies, ne serait-il que de quelques instants, amènerait la mortification des liquides organiques exsudés, et c'est au contact de ces liquides ainsi privés de vie qu'elles devraient de suppurer. Sur tous les autres points, il s'accorde avec J. Guérin ; comme lui, il fait intervenir les causes antipathiques, pour expliquer les cas de suppuration en dehors de toute action de l'air; il est même à remarquer qu'il se donne comme en étant l'inventeur [3], oubliant sans doute que, longtemps avant lui, J. Guérin les avait appelées au secours de sa doctrine en détresse [4].

Telle est l'interprétation doctrinale qu'on donne de nos jours encore, de l'action de l'air sur les plaies dans ses rapports avec leur suppuration.

Il nous reste maintenant à en discuter la valeur.

Nous passerons légèrement sur les détails pour nous appesantir

[1] Acad. de méd., séance du 13 juin 1871.

[2] *Mém. sur les intox. chir.*, 1866, p. 25 et suivantes.

[3] *Intox. chir.*, mémoire sur les plaies, p. 26, lu à l'Acad. des sciences, 10 décembre 1836.

[4] *Gaz. méd.*, 1866, p. 88, et divers discours de J. Guérin en 1857. *Bull. acad. de méd.*

sur le fond même de la doctrine. Tout d'abord, nous devons dire que nous ne saurions admettre comme fondée l'opinion de Maisonneuve, et considérer avec lui le contact de l'air sur les plaies, ne fût-il que de quelques instants, comme suffisant pour produire la mortification du blastème. Nous nous associons pleinement aux critiques de Lefort à ce sujet [1].

Quant à ces causes antipathiques, quelque ingénieuse et provoquée que soit leur genèse, leur invention, on ne peut en contester la réalité comme cause de la suppuration dans certaines circonstances. Nos convictions à cet égard s'accroissent encore de la démonstration, expérimentale pour ainsi dire, qu'en a donnée Verneuil [2], en nous faisant connaître qu'une plaie sous-cutanée suppure sur un sujet septicémique.

Du fond de la doctrine, qu'en dire si ce n'est qu'elle nous paraît à *priori* insuffisante et incomplète, une partie notable des faits de suppuration observés dans la pratique lui échappant entièrement et ne relevant en rien de ses lois ? Que devient en effet l'action de l'air lorsqu'on est obligé de faire appel aux causes antipathiques pour expliquer la suppuration, dans ces cas nombreux où elle survient en dehors de son intervention ? Que penser encore d'une règle qu'on voudrait confirmer par des exemples dont la majorité constitue autant d'exceptions plutôt propres à l'infirmer ? La doctrine porte donc avec elle sa propre réfutation dans ces causes antipathiques.

Mais ce n'est pas tout, nous avons à rechercher encore s'il est bien vrai comme le prétend la doctrine, que c'est par l'absence du contact de l'air que les plaies sous-cutanées ne suppurent pas. Cet argument a été toujours le cheval de bataille aux jours de combat que J. Guérin a eu à affronter, celui qui contribuait le plus puissamment à rendre les esprits hésitants pour asseoir un jugement définitif sur la théorie. A ce point de vue, on voudra bien nous permettre d'entrer ici dans quelques développements en vue de sa réfutation. Nous avons d'ailleurs quelques faits expérimentaux personnels à produire, qui doivent, croyons-nous, avoir quelque valeur démonstrative à cet égard.

Hunter avait déjà dit que c'était aux surfaces vivantes en contact, donnant lieu à l'état adhésif, « que les plaies renfermées dans l'intérieur des tissus doivent de ne pas suppurer [3]. »

Bouvier reprend cette idée et la développe [4] : il conclut que si

[1] *Gaz. hebd.*, 1863, p. 247.
[2] Société de chirurgie, 14 février 1872.
[3] *Œuvres trad.* Richelot, t. III, p. 288.
[4] *Bull. acad. de méd.*, 1857, p. 586.

les plaies sous-cutanées ne suppurent pas, c'est parce qu'elles sont dans leur totalité en contact avec des surfaces vivantes, lesquelles constituent l'émollient par excellence et réduisent ainsi l'inflammation à minima. Point n'est besoin d'après lui de faire intervenir l'absence du contact de l'air pour expliquer l'absence de suppuration. Velpeau [1] exprime aussi la même opinion, et dit formellement que c'est à la pression atmosphérique qu'est dû ce contact des parties vivantes avec la plaie sous-cutanée dans toute son étendue.

Dans une série d'articles critiques, Le Fort [2] s'attache à démontrer que l'absence de suppuration ne saurait être attribuée à la cause que lui assigne J. Guérin. Ce contact des tissus vivants sous l'influence de la pression atmosphérique, il l'invoque au même titre que les auteurs que nous venons de citer. Pour lui, par le fait de cette adhésion résultant du vide laissé par la rétraction des tissus divisés, vide que l'air n'a pu venir combler, ces plaies se trouveraient dans les conditions types qui favorisent la réunion immédiate. Telle serait la cause de l'absence de suppuration qu'elles présentent le plus souvent. Cette explication entrevue par Hunter, ébauchée par Bouvier, formulée en termes explicites par Velpeau, a été complétée par Le Fort, de développements qui lui assignent une originalité réelle. Nous l'acceptons comme étant l'expression de la vérité, car tout en satisfaisant complétement l'esprit, elle n'est en désaccord sur aucun point avec les données anatomo-physiologiques les plus exactes. Une particularité restait cependant à démontrer, la réalité du vide ainsi produit par la section sous-cutanée, amenant en contact les tissus divisés. Aussi est-ce dans ce but que nous avons institué quelques expériences pour en vérifier l'exactitude.

Expériences.

Nous prenons un tube mince recourbé en U, en forme de vase communiquant. Dans ce tube nous introduisons un liquide coloré. A l'extrémité d'une de ses branches, nous adoptons un tube en caoutchouc d'une certaine longueur, 70 centimètres environ. L'extrémité libre de ce tube est armée d'un trocart de moyen calibre, à deux tubulures dont l'une munie d'un robinet, un trocart de l'aspirateur Potain. L'appareil étant ainsi disposé sur une table, le vase communiquant invariablement fixé, pour éviter les oscillations de niveau, nous procédons à l'expérience de la manière suivante.

Sur le dos d'un lapin, au niveau des muscles de la région lom-

---

[1] *Bull. acad. de méd.*, 1857, p. 702.
[2] *Gaz. hebd.*, 1868, p. 450 et 467.

baire, nous glissons le trocart entre la peau et les muscles dans le tissu cellulaire sous-cutané, que nous décollons, dans une certaine étendue par des mouvements de circumduction ménagés de la canule du trocart, la pointe étant légèrement retirée dans la gaîne. Durant cette opération, nous veillons à ne pas provoquer l'accès de l'air dans la plaie par la piqûre du trocart. Ceci étant fait, nous retirons la tige du trocart et nous fermons aussitôt le robinet. Dès lors le liquide du vase communiquant est en relation par l'intermédiaire du tube en caoutchouc avec la cavité, virtuelle pour ainsi dire, qui résulte du décollement de la peau. Tout changement de pression dans cette cavité doit s'accuser par un déplacement de niveau dans la colonne liquide du tube avec laquelle elle se trouve en rapport. Nous introduisons alors un ténotome fin et effilé au sein de ce décollement par une ponction faite non loin de celle du trocart. Après un trajet indirect, nous le laissons arriver dans ce décollement, ce dont nous nous assurons par des mouvements de latéralité imprimés à la lame du ténotome. Les yeux fixés sur la colonne liquide révélatrice, nous incisons d'un seul coup les muscles lombaires dans une certaine profondeur. Aussitôt nous voyons monter la colonne liquide du côté qui est en relation avec le tube en caoutchouc et l'intérieur du décollement. Ce déplacement du niveau de liquide témoigne donc qu'un vide s'est produit au moment de l'incision sous-cutanée, et ainsi se trouve vérifié ce que l'observation permettait de soupçonner *à priori*.

Plusieurs fois nous avons répété la même expérience sur diverses régions du corps de l'animal, en variant aussi la profondeur de l'incision, et toujours la colonne liquide a témoigné d'un vide produit au moment de l'incision. Il est à remarquer qu'en donnant à cette colonne liquide un calibre à minima, on obtenait un appareil d'une sensibilité exquise dénotant le vide après les incisions souscutanées les plus insignifiantes. La meilleure disposition à ce point de vue a été celle d'une petite colonne liquide perdue et isolée dans un étranglement du tube étiré à la lampe à alcool.

Il importe de signaler quelques détails pouvant nuire à la rigueur de l'observation dans le cours de l'expérience. Au moment de l'introduction du ténotome, la colonne liquide est refoulée avant toute incision : ceci provient d'un changement de pression dans l'atmosphère du décollement; celle-ci s'est accrue du volume d'air déplacé par le ténotome.

Au moment de la section, les mouvements du ténotome impriment des oscillations à la colonne liquide qui peuvent nuire à l'appréciation de celle due à l'incision sous-cutanée elle-même. Il importe aussi de ne point retirer le ténotome immédiatement après la section, faute de quoi on verrait un mouvement d'aspiration du liquide s'effectuer qui se confondrait avec celui dû à la rétraction des parties divisées.

Tels sont les résultats expérimentaux que nous pouvons fournir à l'appui de la réfutation dont la théorie J. Guérin a été l'objet. Ces expériences qui n'ont pas jusqu'ici, à notre connaissance du moins, été faites, comprennent l'interprétation de ce qui se passe dans les applications de la méthode sous-cutanée dans sa généralité. Nous pouvons accroître encore leur valeur démonstrative de quelques particularités relevées par les auteurs au sujet de la ténotomie.

Hedd, par exemple, recommande de placer le doigt sur l'ouverture de la plaie après la ténotomie sous-cutanée, pour éviter l'entrée de l'air dans le vide résultant de l'écartement des deux bouts du tendon [1].

J. Guérin fait intervenir la pression atmosphérique pour luter la plaie; et dans son mémoire sur le torticolis, il signale comme un fait assez fréquent l'introduction bruyante d'une certaine quantité d'air après la section du muscle.

Rappelons à cette occasion que Le Fort, dans le cours d'expériences sur les animaux, cherchait à obtenir cette introduction de l'air en effectuant la section tendineuse à l'aide d'un ténotome étroit pénétrant par la canule d'un trocart [2].

Ajoutons enfin que plusieurs chirurgiens, Bouvier entre autres [3], appellent l'attention sur une dépression dite en coup de hache, qui survient habituellement au tiers inférieur de la jambe à la suite des ténotomies sous-cutanées dont elle a été souvent le siége.

D'autres explications ont été encore données de la suppuration des plaies dans lesquelles on fait jouer un rôle prépondérant à l'action que l'air exerce. Mais ne constituant, à proprement parler, que de simples vues hypothétiques, elles échappent ainsi à toute discussion. Nous nous bornerons en conséquence à les mentionner sans commentaires.

Pasteur est convaincu [4] qu'une plaie faite et maintenue dans de l'air pur et débarrassé de tout germe se cicatriserait sans suppurer, par un travail dont on peut se faire une idée, dit-il, par celui qui préside à la réparation d'un cristal blessé qu'on replonge dans son eau mère. A côté de cette théorie, il convient de ranger celle de Klebs et de son école, pour qui les bactéries et les proto-

---

[1] *Thèse de Strasbourg*, 1836.
[2] *Gaz. hebd.*, 1866, p. 450.
[3] *Bull. acad. de méd.*, 1857, p. 620.
[4] Acad. des sciences, 11 janvier 1875.

organismes en général produiraient et activeraient la suppuration des plaies. Disons toutefois que ce n'est pas sans susciter contre elle les objections de A. Hiller qui la réfute en injectant des bactéries dans les plaies sous-cutanées sans parvenir à provoquer la suppuration [1].

2° *Phénomènes morbides.*

Sous l'action de l'air, qu'il soit pur ou chargé de miasmes, les plaies deviennent le siége de manifestations morbides locales de plusieurs sortes.

A cet ordre d'accidents appartient l'inflammation violente qui survient sous l'influence d'une exposition prolongée et surtout par une température froide, et caractérisée par la présence de pseudo-membranes grisâtres, qu'il faut bien se garder de confondre avec celles de la pourriture d'hôpital. On voit s'accroître alors les phénomènes d'irritation dont nous avons parlé en traitant des effets physiologiques. Nous nous dispenserons d'en rapporter ici des exemples que la pratique de chaque jour met sous l'observation de chacun. Cet accident survenait invariablement lorsqu'on mettait en usage cette malencontreuse méthode inspirée à Courty [2] de laisser à découvert les moignons des amputés.

De ces manifestations morbides locales, il n'en est pas cependant où nous trouvions l'action de l'air plus unanimement incriminée que dans l'affection connue de nos jours sous la dénomination de complication diphtéroïde contagieuse des plaies, comprenant toutes les formes et les degrés de la pourriture d'hôpital.

On s'accorde en effet à la considérer comme une gangrène ulcéreuse et moléculaire produite par le dépôt, à la surface de la plaie, d'un miasme développé au sein des matières animales en putréfaction. Ce miasme agirait sur la plaie en provoquant la décomposition putride de ses produits et sur l'organisme par voie pulmonaire en le débilitant. C'est sans profit aucun pour notre étude que nous pourrions accumuler ici les preuves établissant combien cette opinion est générale. Signalons à titre d'exceptions rares, se refusant à y souscrire : Pitha, Fock, Fischer, Lewandowsky[3], etc., etc., qui ont vu se développer l'affection dans les milieux les moins suspects de putridité, dans les meilleures conditions hygiéniques. Que peuvent ces assertions à l'encontre de l'immense majorité des faits qui les infirment, si ce n'est de ramener les chirurgiens à ne

---

[1] *Centralblatt, für Chir.*, 1874.
[2] Dubreuil, *Thèse d'agrég.*, 1869, p. 77.
[3] *Deutsch. Klinik*, 14 et 15, 1868.

pas déposséder complétement l'organisme de toute participation au développement de cet état morbide.

Quant à sa contagion miasmatique, elle est trop bien établie depuis Pouteau pour que nous nous arrêtions à en discuter la réalité. Il n'est d'ailleurs personne à ce jour qui la révoque en doute, tant sont probants à cet égard les faits qu'on observait durant les épidémies qui, à plusieurs reprises, ont sévi sur les blessés de nos armées [1]. Pour quelques chirurgiens, l'élément du contage serait un microphyte [2]. On ne peut que former des hypothèses sur sa nature, et tout ce que nous pouvons en dire à l'état actuel de nos connaissances, c'est que cet élément est un principe miasmatique provenant de la transformation putride des matières animales.

Telle est l'action de l'air sur les plaies dans ses rapports avec les phénomènes morbides locaux et en particulier avec la gangrène nosocomiale.

[1] Legouest, *Chir. d'armée*, et *Recueil mens. de méd. chir. mil.*, 1860.
[2] Beau, de Toulon, *Traitement des plaies*, 1873.

CHAPITRE II.

Nous les diviserons en deux groupes : 1° phénomènes nerveux ;
2° phénomènes fébriles, pour dégager, soit de leur pathogénie,
soit des conditions étiologiques présidant à leur développement et
à leurs divers modes de se manifester, la part d'action qui doit être
faite à l'air s'exerçant sur la plaie.

1° *Phénomènes nerveux.*

Il ne saurait être question à cette place que des phénomènes
nerveux proprement dits, sous la dépendance immédiate de ce
que les Anglais appellent shok et G. Richelot [1] choc traumatique,
sans y comprendre les phénomènes de cet ordre dits aussi nerveux
indirects, qui, relevant de l'intoxication septicémique, appartiennent
aux fièvres traumatiques. Ces accidents comprennent, depuis la
douleur du premier moment de la blessure, toutes les variétés et
tous les degrés du spasme traumatique jusqu'au tétanos qui en est
la plus grave expression. De la douleur nous n'en parlerons pas,
ce sujet ayant été traité ailleurs à l'occasion des phénomènes physiologiques. (*Voir* page 50.) Quant aux spasmes bénins ou graves,
primitifs ou secondaires, locaux ou généraux, le tétanos enfin, si
leur expression clinique autorise leur séparation en pathologie des-
criptive, leur pathogénie est une, ne constituant que des variétés
de la même espèce morbide.

Recherchons donc dans cette pathogénie ce qui nous intéresse
plus spécialement. Trois théories sont en présence qui tendent à
interpréter la pathogénie du spasme traumatique, que l'on classe
en 1° théorie musculaire ; 2° nerveuse absolue ; 3° nerveuse humorale. Dans la première, qui rallie une infime minorité d'adhérents,
les accidents seraient dus à un état catarrho-rhumatismal, avec
lésions anatomiques du tissu fibro-conjonctif d'enveloppe de la fibre
musculaire.

Les deux autres, les seules en scène pour ainsi dire à l'heure
actuelle, s'accordent pour considérer l'essence du tétanos comme
un acte réflexe. Elles ont cela de commun que, pour l'une

[1] Thèse d'agrégation en chirurgie, 1875.

comme pour l'autre, l'irritation des extrémités nerveuses de la plaie est le facteur essentiel de l'affection. Seulement, alors que pour l'une (nerveuse), cette irritation est admise comme la source unique du phénomène, l'autre exige l'intoxication septicémique préalable de l'organisme dont la conséquence serait, comme Vulpian l'a démontré [1], d'accroître le pouvoir excito-moteur de la moelle.

A laquelle de ces théories convient-il de se ranger ? On ne peut pas se prononcer encore d'une manière positive. Si la théorie humorale apporte à l'appui de sa défense des arguments puissants, tels que ceux tirés des accidents spasmodiques de l'intoxication par divers alcaloïdes, ceux de l'urémie, de la septicémie [2], si elle se couvre des noms de Bilroth, Roser, Richardson, B. Travers, etc., il n'en est pas moins vrai qu'elle ne peut suffire à expliquer les cas survenant en dehors de toute suspicion possible de septicémie. Il est à présumer, selon nous, que toutes les difficultés qu'on éprouve au lit du blessé pour faire la part de ce qui revient dans cette manifestation morbide au choc traumatique et à l'intoxication putride prolongeront longtemps encore les dissidences à ce sujet. Au point de vue des recherches qui nous incombent, la pathogénie du tétanos ne peut donc nous fournir qu'une donnée certaine incontestable, celle de l'irritation des extrémités nerveuses de la plaie, et à ce titre l'action de l'air n'est pas indifférente.

Passons maintenant à l'examen des conditions étiologiques dans lesquelles ces spasmes traumatiques se manifestent. Ici point de désaccord : tous les chirurgiens sont unanimes pour incriminer l'action de l'air froid sur les plaies, et surtout les transitions brusques de température. C'est l'opinion générale que Bardeleben résume en disant : « que la plaie est cause prédisposante, le refroidissement cause occasionnelle. » Faisons remarquer en outre que l'impression du froid est aussi une des conditions les moins contestées du tétanos spontané [3]. La forme épidémique sous laquelle on a parfois observé ces spasmes, les circonstances d'agglomération, les conditions de milieu dans lesquelles elle a sévi, ont fait songer quelques auteurs à suspecter quelque influence occulte de l'atmosphère. Les partisans de la théorie humorale, enhardis sans doute par ce qu'on savait à ce point de vue de la cérébro-méningite spinale épidémique [4], se sont hâtés d'en faire un argument à

---

[1] Hallopeau, *Des accidents convulsifs dans les maladies de la moelle épinière*, Thèse de Paris, 1871, p. 18.

[2] *Tétanos puerpéral* (Simpson, Churchill, Lardier, Thèse 1874, etc.). *Voir* aussi Feltz, Acad. des sciences.

[3] Guichard, Thèse de Paris, p. 7.

[4] Étude de Chauffard, *Gaz. heb.*, 1873, p. 379.

l'appui de leur thèse. Rien n'est moins établi cependant qu'une pareille influence, et si on ne peut nier l'épidémicité de ces spasmes traumatiques, on a du moins pour l'expliquer autre chose que la contagion miasmatique, c'est-à-dire des conditions communes à tous les blessés, produisant chez tous les mêmes accidents.

Concluons donc que dans l'état actuel de nos connaissances nous ne pouvons invoquer l'action de l'air sur les plaies, dans ses rapports avec le tétanos et les variétés diverses du spasme traumatique qui les compliquent, qu'à titre d'agent d'irritation sur les extrémités nerveuses de la plaie, par son action propre, mais surtout par l'abaissement de sa température.

2° *Phénomènes fébriles*.

La pathogénie de ces phénomènes fébriles, constituant le groupe des fièvres chirurgicales ou traumatiques a été dans ces derniers temps l'objet de travaux importants. Quelle que soit l'autorité des noms sous lesquels ils s'abritent, les éléments de conviction qu'ils apportent, le rapprochement que chaque jour amène entre les opinions dissidentes, au lit des blessés, nous ne pouvons néanmoins considérer à cette heure l'accord complet comme établi. Dans ce conflit, ou plutôt dans cet état d'indécision des esprits, qu'explique d'ailleurs la complexité des problèmes à résoudre, il nous a paru que nous devions prendre l'observation clinique pour seul guide de nos recherches. C'est donc aux conditions étiologiques dans lesquelles ces fièvres se manifestent que nous demanderons exclusivement les secrets de cette action de l'air sur les plaies concourant à leur production. Nous acquerrons ainsi l'immense avantage de pouvoir l'apprécier telle qu'elle est en réalité et non telle que nous la représentent les diverses interprétations doctrinales dont elle est l'objet. Disons toutefois que la discussion de ces dernières trouvera place néanmoins dans la troisième partie de cette étude. Nous suivrons pour cet exposé la classification la plus généralement adoptée par les auteurs et successivement nous passerons en revue, sans nous laisser détourner du but spécial de nos recherches, les conditions de développement : 1° des fièvres traumatiques primitives; 2° des secondaires locales et générales.

Fièvres traumatiques primitives.

Il ne convient pas que nous entrions ici à l'occasion d'une définition des fièvres traumatiques primitives, dans les discussions qu'ont soulevées ses diverses interprétations pathogéniques. Nous dirons donc que nous avons uniquement pour objectif ce mouvement fébrile qui survient chez un blessé à une époque variable dans les premiers jours de la blessure dont l'évolution est rapide et jugée le plus souvent dans les quatre premiers jours du traumatisme. Cette fièvre s'observe en dehors de tout contact de l'air sur la plaie. Si elle échappait autrefois aux procédés d'exploration, de nos jours le thermomètre nous l'indique là où on ne savait pas la reconnaître. C'est ainsi qu'on la constate à la suite des traumatismes divers sans plaies aux téguments [1].

G. Guérin la dit constante à la suite des applications de la méthode sous-cutanée. Sevestre, d'après Lucas-Championnière, aurait vu survenir une fièvre traumatique accusée avec fastigium de 38° après une ponction aspiratrice à l'aide de l'aiguille n° 1 de l'appareil Dieulafoy. Mêmes remarques ont été faites pour la réunion immédiate et les pansements par occlusion. (Larrey, Chassagnac.)

Ces faits témoignent donc que, si le contact de l'air n'est pas le facteur indispensable, l'agent essentiel de la fièvre traumatique, il ne laisse pas cependant que d'accroître son intensité. Telles sont les seules notions positives que nous puissions en déduire pour ce qui a trait à l'action de l'air sur les plaies comme action propre, dans ses rapports avec la fièvre traumatique.

Etudions maintenant son action au même point de vue comme milieu miasmatique.

A priori il nous paraît exister un moyen facile de vérification à cet égard dans l'examen de ce qui se passe à la suite des applications de l'appareil ouaté. L'air avant son accès sur les plaies est en effet débarrassé de tout germe, de tout miasme figuré. La fièvre traumatique sous ces appareils a été scrutée surtout en vue de combattre la théorie septicémique qu'en donne M. Verneuil. On doit à Hervey [2], Lucas-Championnière [3], Conord [4], etc., des recherches spéciales à ce sujet, nous leur emprunterons seulement les données qui nous intéressent. Or, il est démontré que la fièvre traumatique est constante quoique atténuée à la suite de ces pansements. Il semblerait donc que l'influence d'un milieu miasmatique sur les plaies, dans ses rapports avec la fièvre traumatique, a pour conséquence de l'accroître. Mais on ne peut conclure ainsi.

Et en effet, par les travaux de Verneuil [5] et de ceux qui après lui ont étudié les phénomènes réparateurs des plaies sous l'appareil

---

[1] Lucas-Championnière. Thèse d'agrégation en chirurgie, 1872 (*De la fièvre traumatique*).

[2] Thèse, Paris, 1873 : *Application de l'ouate à la conservation des membres et des blessés.*

[3] *Loco citato.*

[4] Thèse de Paris : *De la fièvre traumatique sous l'appareil ouaté*, 1873.

[5] Congrès de Lyon, 1872, et thèse, p. 153.

A. Guérin, nous savons que les éliminations sont considé
restreintes et les gangrènes moléculaires réduites au
D'un autre côté nous savons aussi que Lucas-Champ
constaté qu'il existait une relation entre l'intensité de c
et l'étendue des éliminations à effectuer. Pour ces moti
sommes nullement fondé à attribuer uniquement à la fi
l'air ce qui est aussi la conséquence d'actions multiples,
de la fièvre traumatique sous le pansement ouaté ne peu
la question. Cherchons-en ailleurs la solution.

Gosselin fait remarquer que les fièvres traumatiques d
de la guerre 1870-1871 étaient d'autant plus intenses q
tion purulente sévissait avec plus de rigueur dans ses
argument ne saurait être plus démonstratif que le pren
effet, en quoi est-il prouvé que ce soit exclusivement p
seule que se fait sentir cette influence de milieu, inc
d'ailleurs par rapport à la fièvre traumatique ? L'org
pourrait-il pas être impressionné lui aussi par ces miasm
il déshérité de toute participation à la production de la fi
faits vont nous répondre.

Verneuil place des septicémiques à côté de sujets [1] sa
tisme exposé aucun, voire même des sujets dans la sim
d'une opération, et il survient chez ces derniers un m
fébrile des plus accusés.

Lucas-Championnière note en temps d'épidémie de fi
pérale toutes les températures d'un service d'accouche
les voit s'élever alors même que les accouchées ne sont
atteintes de la maladie [2].

La fièvre dite nosocomiale ne témoigne-t-elle pas e
les miasmes pénétrant dans l'organisme par une autre
plaie ne sont pas indifférents pour amener cet état fét
nom fièvre traumatique ?

Concluons donc que l'influence d'un milieu miasmatiq
plaie, par rapport à cette fièvre, ne saurait être encore r
ment établie, confondue qu'elle est avec celle qu'il exerc
tement sur l'organisme par voie pulmonaire ou toute a

Fièvres secondaires.

1° *Locales.*

Ces fièvres secondaires locales comprennent l'ensem
manifestations morbides connues sous le nom d'érysip
leucite, phlébite.

[1] Discours du 18 avril 1871 à l'Acad. de méd.
[2] Thèse d'agrégation, p. 69. *Loco citato.*

Nous allons rechercher quelles sont les conditions étiologiques qui président à leurs divers modes de se manifester. Commençons d'abord par constater qu'on les observe à l'état sporadique et è l'état épidémique.

A l'état sporadique, la chose n'est pas douteuse. A l'état épidémique, on ne saurait le contester, quoique pour certaines d'entre elles la fréquence de ce mode de se manifester soit moins grande ou du moins ait moins fixé l'attention.

Nous ne nous arrêterons pas à démontrer la réalité de l'état épidémique de l'érysipèle. M. Desprès nous paraît bien isolé avec quelques autres chirurgiens qui se refusent à l'admettre [1].

Pour la lymphangite, l'épidémicité est incontestable, et c'est ainsi qu'on a pu écrire l'histoire de la lymphangite, maladie infectieuse [2].

Lailler l'a observée sous cette forme à l'hôpital Saint-Louis, et Jules Roux donne aussi la relation d'une épidémie qu'il observa sévissant sur le vaisseau le *Montebello* [3]. Il est vrai qu'il s'agit ici de lymphangites médicales, de cause interne. Néanmoins, il n'est pas possible de nier que cette complication des plaies ne s'observe parfois sous la forme d'épidémie dans la pratique hospitalière.

De la phlébite épidémique, que dire si ce n'est que son histoire est écrite tout entière dans celle des épidémies d'infection purulente? Dupuytren l'avait bien remarqué lorsqu'il écrit qu'à certaines époques, on ne pouvait pratiquer aucune saignée sans voir survenir cette redoutable complication.

Ainsi, la réalité de la forme épidémique des fièvres chirurgicales secondaires locales ressort de l'observation clinique. Sous le nom de constitution médicale, d'influence saisonnière, on a de tout temps cherché à expliquer cette épidémicité. Dans ces dernières années, on s'est élevé jusqu'à l'idée de contagion, et le moment n'est pas éloigné où la contagion miasmatique de ces accidents ne trouvera plus aucun incrédule.

Recherchons donc sous ces deux formes, sporadique et épidémique, quelles sont les conditions étiologiques qui président au développement de ces fièvres.

État sporadique.

Occupons-nous d'abord de l'érysipèle. Nous le voyons survenir le plus souvent à la suite de pansements peu méthodiques, de ceux entraînant la blessure de quelques bourgeons charnus, d'une

---

[1] *Traité de l'érysipèle*, et discussion à la Société de chir., avril et mai 1872.
[2] E. Quillaut, Thèse de Strasbourg, 1853.
[3] *Gaz. méd.*, 1843, p. 56.

plaie en suppuration. Verneuil [1] a même décrit une variété d'érysipèle qu'il appelle précoce, et où l'on prend sur le fait cette intoxication septicémique. Il s'agit de ces érysipèles survenant à la suite de l'exploration d'un trajet fistuleux. D'après lui, cet érysipèle serait le résultat d'une auto-inoculation par les mains et le stylet du chirurgien. La discussion, à la Société de chirurgie de 1872, malgré quelques divergences d'opinion sur le siége anatomique, démontre l'unanimité des chirurgiens à accepter cette explication pathogénique de l'érysipèle traumatique. Citons toutefois l'opinion contraire de Desprès pour qui cette fièvre serait le résultat d'une simple propagation inflammàtoire de la plaie aux vaisseaux lymphathiques sans caractère spécifique aucun.

Il est d'autres particularités qui témoignent encore de l'exactitude de l'interprétation pathogénique que nous venons de rapporter. C'est qu'en fermant les portes à l'absorption et en détruisant le poison sur la plaie, on restreint singulièrement le cas d'érysipèle. Verneuil y parvient par la cautérisation des bords de la plaie et les pansements chlorurés; Le Fort, par l'usage du pansement par balnéation continue. Il est un fait de connaissance vulgaire, c'est l'heureuse influence exercée à ce point de vue par la mise en pratique de certains procédés opératoires, tels que la cautérisation, la galvanocaustique, l'écrasement, etc., qui tous exercent une action oblitérante salutaire sur les vaisseaux absorbants de la plaie [2].

Nous ne nous arrêterons pas longtemps à établir l'action des produits des plaies sur les vaisseaux lymphatiques, les veines, produisant les lymphangites, les phlébites. Les expériences involontaires, dont les anatomistes et les chirurgiens sont souvent victimes, en témoignent amplement.

Concluons donc qu'il n'est pas de vérité mieux établie que celle de la pénétration des produits putrides des plaies comme cause de toutes les fièvres secondaires locales qui les compliquent.

État épidémique.

A l'état épidémique, l'érysipèle, la phlébite, la lymphagite se développent dans des conditions de milieu toutes particulières. Notons d'abord l'influence du séjour nosocomial que personne ne conteste. On sait aussi que pour la majeure partie des chirurgiens la constitution médicale, l'influence saisonnière, s'expliquent par un défaut de ventilation, des conditions hygiéniques défavorables

[1] Chirurgie (Société de), 1872.

[2] Ces faits sont produits dans le cours de la discussion sur l'érysipèle. Soc. de chir., 1872.

imposées par la rigueur de la saison. Trélat, Gosselin s'expriment en termes formels à cet égard.

Bourdon [1], Hervieux [2], Raynaud [3], etc., font remarquer la coexistence fréquente de l'érysipèle avec les épidémies d'affections dites d'encombrement. C'est l'érysipèle gangréneux de la vulve survenant et disparaissant avec une épidémie de fièvre puerpérale; l'ophthalmie purulente pendant une épidémie d'érysipèle de l'ombilic chez le nouveau-né. Mêmes effets de la part des épidémies de fièvre typhoïde, stomatite ulcéro-membraneuse; dysentérie (Pringle). Il n'est pas jusqu'à la grippe qu'on n'ait incriminée au même point de vue (Stoll).

Les épidémies de lymphangite, observées par Roux, survenaient en même temps qu'une épidémie de typhus. Celle de Lailler coïncidait avec l'épidémie de fièvre puerpérale. La thèse de Quillaut renferme aussi les preuves les plus accablantes, témoignant de cette influence de milieu.

Pour les épidémies de phlébite, l'hôpital est un livre ouvert, où l'on peut lire et acquérir par là les preuves de l'influence réelle de ces conditions miasmatiques.

Nous pouvons donc conclure que l'épidémicité de toutes ces fièvres traumatiques secondaires, locales, survient toujours dans des circonstances telles, que l'atmosphère peut être considérée comme chargée de principes putrides.

Si nous résumons maintenant les enseignements qui ressortent de l'analyse, à laquelle nous venons de nous livrer, des conditions étiologiques de ces fièvres traumatiques secondaires locales, nous voyons que, soit à l'état sporadique, soit à l'état épidémique, l'intoxication putride est à l'origine, et que ces fièvres ne sont qu'autant d'expressions cliniques différentes d'un même état morbide résultant de cette intoxication. Cette opinion est celle qui rallie le plus de suffrages à l'heure actuelle. Disons que Maisonneuve l'avait formellement exprimée avant tout autre dans notre pays [4]. S'il fallait encore d'autres preuves de l'origine septicémique de ces fièvres, sans sortir d'un examen impartial des conditions étiologiques, nous les trouverions dans ce qui se passe pour ces fièvres à forme médicale, spontanées, ou plutôt de cause interne, comme le demande judicieusement Verneuil [5].

N'est-ce pas sur un organisme intoxiqué que se développent les

[1] Société médicale des hôpitaux, 8 mai 1867.
[2] Société médicale des hôpitaux, 9 octobre et suivants, 1869.
[3] Société médicale des hôpitaux, 14 février 1875.
[4] Mémoire sur les intoxications chirurgicales, 1866. Acad. des sciences, 10 décembre.
[5] Société de chirurgie, 17 avril 1872.

érysipèles de la convalescence des fièvres graves, surtout infectieuses? N'est-ce pas sur un organisme intoxiqué que ces lymphangites internes de la cachexie cancéreuse se développent? Les
travaux récents sur ce sujet sont, ce nous semble, fort instructifs à
ce point de vue [1].

Et l'histoire des phlébites spontanées ne fournit-elle pas son
contingent de preuves? A l'état spontané comme à la suite du traumatisme exposé, l'intoxication putride se révèle, condition essentielle de la production de ces fièvres.

Fièvres secondaires générales.

Dans ce groupe nous comprenons l'ensemble des accidents
fébriles qui surviennent chez un blessé alors que la plaie suppure,
que la fièvre traumatique est dissipée déjà depuis quelques jours,
et qui ne sont la conséquence d'aucune de ces complications secondaires locales que nous venons d'énumérer, telles que érysipèle,
angioleucite, etc., etc. Sans préjuger de la valeur des entités morbides qu'on a voulu créer au sein de ce groupe, sous le nom de
fièvre suppurative, inflammatoire secondaire (nach Fieber de Billroth), et dont Verneuil semble avoir fait une heureuse hécatombe,
nous nous en tiendrons, pour décrire les conditions étiologiques
de leur développement, à celles qu'on voit, qu'on distingue à l'hôpital; elles sont au nombre de deux : 1° l'infection putride, 2° l'infection purulente.

Infection putride.

Il y a peu de temps encore, sous cette dénomination, on décrivait
un état morbide particulier à marche chronique tel que Bérard en
avait retracé le saisissant tableau. Pour celui-là, point de doute
parmi les chirurgiens, qu'il ne fût le résultat de l'absorption par
la plaie d'un pus croupissant, altéré au contact de l'air, devenu
fétide.

Mais depuis, il est une forme spéciale d'infection putride aiguë
qui tend avec juste raison à prendre place dans le cadre nosolo-
gique des fièvres secondaires générales, comme ayant une expression clinique distincte, caractéristique, que nous sommes tout les
premiers à reconnaître; nous voulons parler de l'infection putride
aiguë décrite par Maurice Perrin [2] et compliquant les plaies con-
tuses. Mais pour cette variété d'infection putride aiguë, comme

---

[1] Raynaud, Charcot, Debove, *Bull.*, *Soc. anat.*, 1873; Velpeau, *Dict. encyclop.* de Dechambre.

[2] Mémoire lu à l'Acad. de méd. le 29 octobre 1872; Terrillon, *Arch. de méd.*,
février 1874.

pour la chronique, les conditions étiologiques de l'absorption d'un pus altéré au contact de l'air ne sont contestées par personne.

Pour ce qui concerne les conditions de développement de l'infection putride chronique, à l'état épidémique, depuis longtemps déjà on sait les rapporter à des conditions de milieu qui favorisent la décomposition du pus, telles que celles d'un hôpital encombré, d'une atmosphère surchargée de principes putrides. La médecine vétérinaire nous apporte un précieux contingent de faits, témoignant encore de cette influence néfaste des milieux putrides. C'est ainsi que Renauld explique ces gangrènes traumatiques du cheval qui sévissaient sur une vaste échelle à Alfort à une certaine époque et qui n'ont cessé qu'avec un aménagement plus conforme aux règles de l'hygiène [1]. Son discours académique de 1857 (*Méth. sous-cutanée*) est rempli de faits tout aussi intéressants au même point de vue [2].

Nous croyons en avoir assez dit pour établir que soit à l'état sporadique, soit à l'état épidémique, les accidents groupés sous la dénomination générique d'infection putride reconnaissent pour cause l'intoxication putride dans leurs conditions étiologiques.

Infection purulente.

Que pourrions-nous dire ici des conditions de développement de l'infection purulente qui n'ait été suffisamment établi par la mémorable discussion académique de 1871? On pourra discuter encore sur le mécanisme de production des abcès métastatiques, quoique à ce point de vue les recherches d'Hayem [3], quelques examens nécroscopiques à la suite d'expériences sur la septicémie (Hénocque et Tillaux, *Gazette hebd.*, 1872, page 722 ; Vulpian, Troiser, Bochefontaine etc., Académie de médecine, 1er avril 1873), et celles plus récentes de Chauveau [4] nous paraissent plaider singulièrement en faveur de l'opinion soutenue par Verneuil, mais il n'est pas moins admis d'une manière générale que les accidents généraux de l'infection purulente résultent de l'intoxication putride.

Quant aux conditions de développement à l'état hétérochthone, les milieux dans lesquels elle se manifeste, sont des milieux pu-

---

[1] Discussion sur les kystes ovariques, à l'Acad. de méd., 1857. *Bulletin*, p. 252. — Discours de Renauld, 1857, *Bulletin*, p. 518, qui apporte aussi les faits les plus démonstratifs à cet égard.

[2] Renauld, *Mémoire sur la gangrène traumatique*, 1840.

[3] Travail publié, *Gazette hebd.*, 1871, p. 291, 9 juin.

[4] État pyogénique, Congrès de l'association pour l'avancement des sciences, 23 août 1875.

trides, au sens général du mot. Il n'est pas en effet de vérité mieux reconnue depuis longtemps, témoin les tentatives pour assigner un sens déterminé à l'expression du mot vague d'encombrement qui, à toutes les époques, a été employé pour traduire cette influence des milieux. Concluons donc avec Tillaux [1], résumant les débats académiques de 1871 : « Peu importe que nous ayons affaire à un poison spécial isolable que Verneuil appelle la sepsine, ou à un miasme comme le veut A. Guérin ; l'essentiel est de savoir que les plaies exposées à l'air, principalement les plaies des os, engendrent à leur surface un élément putride qui, absorbé, empoisonne le sang et produit l'infection purulente. »

La conclusion générale qui ressort de cette revue analytique des conditions de développement des fièvres chirurgicales secondaires, est, que soit à l'état autochthone, soit à l'état hétérochthone, elles ont pour dominante l'intoxication putride. Cette opinion est celle qu'exprimait Gosselin dans son discours final lors de la discussion à l'académie de médecine lorsqu'il disait : « La seule conclusion qui ressorte des faits cliniques et expérimentaux produits dans le cours des débats, c'est que toutes les fièvres graves des blessés résultent de l'intoxication putride. »

D'où la nécessité pour nous de rechercher quelle est l'action de l'air sur les plaies dans ses rapports avec les deux modes de production de cette intoxication putride : 1° à l'état autochthone, 2° à l'état hétérochthone. Tel sera le but que nous poursuivrons dans la troisième partie de ce mémoire.

[1] *Bulletin de thérapeutique* de 1872.

TROISIÈME PARTIE.

DE L'ACTION DE L'AIR SUR LES PLAIES DANS SES RAPPORTS
AVEC L'INTOXICATION PUTRIDE.

INTOXICATION PUTRIDE AUTOCHTHONE.

CHAPITRE I.

EXPOSÉ DES DIVERSES DOCTRINES.

Dans l'état actuel de la science, plusieurs explications doctrinales sont données de cette intoxication putride autochthone. Nous les résumerons brièvement, pour en dégager surtout le rôle dévolu à l'action de l'air s'exerçant sur les plaies.

Les uns admettent la pénétration par la plaie, dans les voies circulatoires d'une substance particulière appelée sepsine. Il convient de distinguer ceux qui, avec Bergmann et Schmildeberg, la considèrent comme un alcaloïde chimiquement défini, et ceux qui avec Verneuil, la considèrent comme une expression propre à témoigner de l'idée qu'ils se font d'un poison unique [1]. Pour Verneuil, la sepsine apparaîtrait sur les plaies dès le premier jour, et l'intoxication putride pourrait même précéder la suppuration [2]. Elle devrait son origine à l'action chimique de l'air, commençant par frapper de mort les éléments anatomiques exposés et mis à nu, et faisant subir ensuite, à cet ensemble de gangrènes moléculaires, les diverses phases de la décomposition putride.

D'autres, avec Gosselin, se refusent à admettre qu'un seul poison soit suffisant pour rendre compte de toutes les variétés de formes de l'intoxication putride : ils les croient multiples. En raison de la gravité tout exceptionnelle que présentent les intoxications putrides dans les cas où le squelette est intéressé, ils inclinent volontiers à admettre l'existence d'un poison osseux spécial. L'origine de la substance toxique serait d'ailleurs complexe et provien-

---

[1] Verneuil, discours académique 1871.
[2] Verneuil, Société de chirurgie, 14 février 1872.

drait de la décomposition putride du sang, des eschares, des
détritus exsudatifs de la moelle enflammée et gangrenée.

Entre toutes, la doctrine de J. Guérin se fait remarquer par
l'action prépondérante qu'elle reconnaît au contact de l'air sur la
plaie. Il appelle d'abord du nom d'intoxication purulente cette
intoxication putride dont il reconnaît deux formes : 1° la simple,
2° la composée. La simple résulterait de l'absorption par la plaie
de produits putrides provenant de la putréfaction du pus physiologique à tous ses degrés; la composée, de celle de produits plus
complexes. Cette complexité viendrait de ce que, aux altérations
du pus physiologique, viennent se joindre les modifications que
lui impriment, soit un état pathologique antérieur, soit des éléments hétérogènes venus du dehors ou du dedans, et imprimant à
la purulence normale le cachet de leur origine. Ces principes
toxiques différeraient de ceux de la purulence normale. Les éléments morbides constitutionnels propres à l'individu sont autant
de ferments que rencontre le pus résorbé; des combinaisons nouvelles en résultent. En somme, pour lui, l'action de l'air sur les
plaies dans cette intoxication putride autochthone serait [1] :

1° Une action éloignée comme cause première du phénomène
(l'air agent de la suppuration de la plaie);

Comme causes prochaines :

2° L'action organique locale de l'air comme modificateur de la
nervosité et de la vascularité affleurant à la surface de section des
plaies, et comme conséquence de cette modification, une modification adéquate des produits sécrétés;

3° L'action chimique de l'air modifiant secondairement les produits versés à la surface des plaies, et cette surface elle-même
dans sa portion la plus superficielle;

4° L'action mécanique de la pression atmosphérique comme
obstacle à la sortie des produits excrétés, et comme auxiliaire provocateur de la résorption de ces produits;

5° Les ferments atmosphériques comme modificateurs du travail
et des produits de la purulence.

L'action de l'air sur les plaies joue aussi un rôle prépondérant
dans la doctrine de A. Guérin. Pour lui, les diverses expressions
cliniques de la septicémie chirurgicale, consécutive aux plaies exposées, ne seraient que le résultat de l'absorption de divers produits putrides élaborés à leur surface. Les poisons seraient multiples. Celui qui donne lieu à l'infection purulente serait un miasme
indéfini prenant naissance au contact du pus avec l'air, ou le gaz
provenant de la décomposition putride de nos tissus. Actuellement

[1] Discussion académique de 1871.

M. A. Guérin applique, à sa doctrine pathogénique de l'intoxication putride, la théorie de Pasteur sur la putréfaction [1] pour expliquer la formation de la substance toxique. En empêchant l'accès sur les plaies des germes atmosphériques, il croit mettre obstacle à la genèse de l'élément septique et empêcher ainsi l'intoxication de se produire. Le miasme qui absorbé par la plaie occasionnerait l'infection purulente ne serait à ses yeux autre chose qu'un ferment.

Telles sont les diverses interprétations doctrinales qu'on donne de l'intoxication putride, dans l'état actuel de nos connaissances. L'air y occupe une place importante. Nous aurons à discuter dans la suite la valeur du rôle qu'on lui assigne. Pour le moment, bornons-nous à constater que toutes les théories s'accordent pour reconnaître, comme conditions nécessaires de l'intoxication putride autochthone :

1° La production d'une matière putrescible à la surface des plaies ;

2° Une transformation de cette matière, donnant naissance à l'élément septique ;

3° L'absorption par la plaie de l'élément septique.

Déterminer analytiquement l'action de l'air sur les plaies dans chacun de ces actes préparatoires de l'intoxication putride après avoir discuté la valeur de celle que lui reconnaissent au même point de vue les diverses doctrines que nous venons de rappeler, telle est la tâche que nous allons poursuivre.

----

[1] Académie des sciences, 23 mars et 18 mai 1874.

CHAPITRE II.

DE LA PRODUCTION DE LA MATIÈRE PUTRESCIBLE A LA SURFACE
DE LA PLAIE.

Nous avons vu M. J. Guérin invoquer à cet effet l'action de l'air sur les plaies comme agent de la production du pus lui-même. Ce point de sa doctrine a été l'objet de notre part d'un examen particulier, dans une autre partie de cette étude; nous n'y reviendrons pas ici, si ce n'est pour nier cette action ainsi comprise dans un sens aussi absolu et aussi erroné.

Quant à l'action organique locale, sur la vascularité et la nervosité qu'il fait intervenir comme étant susceptibles d'amener une modification adéquate des produits excrétés, ce que nous savons de l'air sur les extrémités vasculaires nous fait accepter la réalité de cette action comme influençant l'apport des exsudats putrescibles [1] sur la plaie; de même quant à la pression atmosphérique. D'après Verneuil, l'air agirait encore par son contact sur les plaies en nécrosant les éléments anatomiques exposés et mis à nu [2] : c'est un fait d'observation facile à vérifier et dont on ne peut révoquer en doute la réalité, en examinant ce qui se passe sur les bords d'une plaie exposée. Pour quelques auteurs, cet effet mortificateur de l'air sur les éléments anatomiques serait dû à la présence des molécules putrides qu'il tient en suspension, dont le contact déterminerait une espèce de fermentation destructive. L'examen de ce qui se passe pour l'électrolyse des tumeurs a inspiré à Tribes [3] une théorie explicative assez ingénieuse de la formation de ces gangrènes moléculaires sous l'action des corpuscules putrides atmosphériques. Nous nous bornerons simplement à la signaler sans nous prononcer autrement à cet égard.

Il est encore un autre mode d'action par lequel l'air, au contact de la plaie, concourt à la mortification des éléments anatomiques [4] : c'est celui qui résulte de l'évaporation du blastème qui devient

---

[1] Voir page 51 de ce mémoire.

[2] Discours académique 1869 du 11 juin.

[3] *De la complication diphtéroïde contagieuse des plaies.* Thèse Paris, 1872, p. 47 et suiv.

[4] Tous les orateurs qui ont pris part à la discussion de 1857 sur la méthode sous-cutanée à l'Acad. de médecine la reconnaissent.

ainsi inapte à subir les transformations auxquelles il est destiné. Mais disons-le, il y a loin de cet effet, à celui que reconnaît Maisonneuve [1], pour qui le contact de l'air, ne fût-il que de quelques instants, suffirait à produire cette mortification. Il est évident que cette action ne saurait être admise sans la condition nécessaire d'un conflit prolongé entre l'air et la surface de la plaie.

Signalons enfin la façon médiate, indirecte, par laquelle l'air peut concourir encore à la production de la substance putrescible, donnant au pus des propriétés telles que son contact irritant accroîtra le nombre des gangrènes moléculaires. Les effets destructeurs d'un pus putride sur les plaies sont des phénomènes connus depuis longtemps, et nous avons eu l'occasion de voir qu'ils n'avaient pas échappé à l'attention des chirurgiens du xviiie siècle. De nos jours, Lister leur fait une large part dans sa doctrine pathogénique de la fièvre traumatique [2].

En résumé, il ressort de ce qui précède, que l'air, par son action sur les plaies, détermine la production d'une matière putrescible à leur surface en frappant de mort les éléments anatomiques exposés et mis à nu par un acte physico-chimique. Il influence aussi l'apport de ces exsudats en agissant autant par son action propre que par sa pression et sa température sur la nervosité et la vascularité des surfaces lésées.

[1] Clinique chirurg., 1862, et mém. sur les intoxications chirurg., 1866.
[2] Lucas-Championnière, Thèse d'agrégation, p. 109, *De la fièvre traumatique*.

CHAPITRE III.

En se reportant à l'exposé des diverses doctrines pathogéniques qui dans l'état actuel de la science tendent à expliquer l'intoxication putride autochthone, il est aisé de se convaincre qu'on peut réduire à deux les interprétations données de la transformation subie par les matériaux des plaies aboutissant à la production d'un produit toxique [1]. Les uns, le plus grand nombre, avouent leur ignorance à ce sujet et appellent cette transformation du nom générique de putréfaction. Les autres la soumettent aux lois de la théorie de Pasteur sur la fermentation putride et assignent ainsi à l'apport des germes atmosphériques sur la plaie, un rôle prépondérant. Telle est la doctrine d'A. Guérin, que nous allons discuter à l'aide de faits cliniques et expérimentaux.

Si cette doctrine est réellement l'explication de ce qui se passe pour la production de l'élément toxique, voici les conséquences qui doivent en résulter.

PREMIÈRE CONSÉQUENCE.

Toute plaie exposée sur laquelle on suspendra l'action des germes atmosphériques ne saurait donner lieu : 1° à la fermentation putride à sa surface ; 2° à la production d'un élément toxique au sein de ses exsudats.

SECONDE CONSÉQUENCE.

Les caractères de septicité des matériaux organiques des plaies exposées sont inséparables de leurs caractères de putridité tels que la théorie Pasteur les reconnaît.

Vérifions successivement si chacune de ces conséquences se réalise.

1° Il est, en clinique, deux modes de panser les plaies, qui suspendent sur elles l'action des germes atmosphériques : 1° l'appareil à l'ouate de A. Guérin ; 2° les pansements antiseptiques ; leurs effets serviront à la recherche que nous poursuivons.

Établissons d'abord la réalité des propriétés filtrantes de ce pan-

---

[1] Voir l'exposé des doctrines, p. 70 de ce mémoire.

sement. Celles du coton pour le filtrage de l'air sont démontrées par les expériences de Pasteur, Tyndall [1] et de bien d'autres.

A l'appareil de Guérin on a objecté qu'il ne filtrait pas l'air, mais qu'il en supprimait l'accès sur la plaie, que c'était en un mot une véritable occlusion qu'il produisait. Les expériences de A. Guérin [2], Combes [3], B. Anger [4], Hervey [5], démontrent le contraire d'une façon irréfutable.

Recherchons maintenant si la fermentation putride s'effectue sous ces appareils.

Tous les auteurs s'accordent à reconnaître que les caractères généraux de putridité appréciables aux sens et particulièrement à l'odorat font défaut sur les plaies pansées par cette méthode.

Le pus se distingue de celui des plaies exposées. Son odeur fade rappelant celle du fromage rance n'a rien de sulfhydrique. (Viennois.) Sa couleur, sa consistance et jusqu'à ses caractères histologiques le distinguent encore du pus des plaies exposées. Quelquefois le sang épanché sous ces appareils a été trouvé avec sa coloration normale au point de faire croire à une hémorrhagie récente. (Hervey.)

La présence des micro-organismes dans ce pus, preuves irrécusables de la fermentation putride qu'il aurait subie, d'après Pasteur, affirmée par les uns, niée par les autres, donne des résultats contradictoires, bien près cependant d'être jugés en définitive. C'est ainsi, que d'après Hervey, les examens histologiques de Renault, Terrillon, Hayem, permettent d'affirmer que sous des appareils bien faits, le pus n'a présenté qu'un petit nombre d'organismes, quelquefois même aucune trace, et cela sans doute, dit-il, dans le cas d'une application irréprochable. Les affirmations de A. Guérin à ce sujet sont des plus persistantes et des plus énergiques. Nous le voyons affirmer l'absence de tout organisme sous ses appareils : « Aucun organisme ne saurait s'y développer, la fermentation putride y étant rendue impossible par la filtration de l'air et la décomposition particulière qu'y subit le pus étant uniquement due à l'action de l'oxygène. »

Il rapporte à cette occasion des expériences propres à démontrer que les résultats contradictoires qu'on lui oppose, s'expliquent par ce fait qu'on ne s'est pas suffisamment mis en garde contre l'accès des germes atmosphériques au moment de l'application de l'appareil[6].

---

[1] *Revue des cours scientifiques*, 1870.

[2] Acad. des sciences, 23 mars et 18 mai 1874.

[3] Thèse de Paris, 1871.

[4] Thèse d'agrégation, 1872, p. 82.

[5] Thèse de Paris, p. 110, 1873.

[6] Acad. de méd., 7 sept. 1875, et Acad. des sciences, 18 mai 1874.

Cependant le nombre est grand des examens qui établissent la réalité de la présence des organismes dans les plaies. Sans insister outre mesure sur tous ceux qui ont été publiés, rappelons ceux d'Ollier et Poncet, qui signalent en même temps les propriétés toxiques du pus inoculé à des animaux [1], ceux publiés *in Brislish med. Assoc.*, 8 août 1873 : Viennois les trouve d'autant plus nombreux que ces appareils sont plus anciens [2]; ceux enfin de Bouloumié, Bergeron, etc., etc. [3].

Cette question portée devant l'Académie des sciences a reçu sa solution par un rapport de Gosselin, dont les conclusions ont été adoptées. Il les confirme encore dans un débat récent à l'Académie de médecine, 7 septembre 1875.

« Le bandage ouaté, dit-il, dans son rapport, n'empêche pas toujours et nécessairement la formation des bactéries et des vibrions dans le pus des plaies ; il y a une fermentation putride sous ces appareils, mais cette fermentation n'est pas de celles, lorsque le malade continue à aller bien, qui donnent lieu à la formation de substances toxiques. »

Parmi les conditions que Gosselin signale comme étant propres à donner le caractère toxique aux produits de la fermentation putride des plaies exposées, celles qui résultent d'une inflammation traumatique violente sont les mieux établies, ainsi que celles résultant de la présence du sang, des eschares, des détritus moléculaires, autant de conditions qu'empêche l'appareil ouaté dans une certaine mesure. Telle est la raison d'être de son efficacité à ce point de vue.

La conclusion qui s'impose à nous est donc que, sous l'appareil ouaté, on retrouve dans les matériaux des plaies, les caractères essentiels de la fermentation putride telle que Pasteur la détermine.

Il nous reste à rechercher maintenant, si sous le pansement ouaté le poison putride se forme en dépit de la filtration de l'air. Il y a deux moyens de s'en assurer : 1° par l'inoculation; 2° par les résultats cliniques obtenus.

L'expérimentation directe nous fournit peu de renseignements à cet égard. Rappelons cependant les exemples d'Ollier et Poncet [4], qui témoignent de la réalité de la formation de ce poison sous l'ouate.

L'observation clinique est plus riche, mais comme nous l'établirons, elle ne nous permet pas des conclusions rigoureuses. Elle

---

[1] Congrès de Lyon, 1872, *Gaz. hebd.*, 1872, p. 634.
[2] *Gaz. hebd.*, 1872, p. 196.
[3] Acad. des sciences, 11 janvier 1875.
[4] *Loco citato.*

conduit Gosselin à ne pas admettre la production d'éléments septiques, malgré les preuves de fermentation putride qu'il y constate.
Et, pour concilier ces deux faits contradictoires, il invoque un
genre [1] particulier de fermentation putride, parmi ceux qui doivent
avoir un caractère toxique. En un mot, dominé par la théorie de
Pasteur, les faits venant à la trouver en défaut, plutôt que de l'aban-
donner, il crée un genre particulier de fermentation toxique. Quant
à nous, il nous paraît que point n'est besoin de recourir à la
création d'un genre spécial de fermentation pour expliquer l'absence d'intoxication sous l'appareil ouaté. En effet, de ce qu'il n'y
a pas d'intoxication, est-on fondé à conclure que le poison n'existe
pas ? Évidemment non, car ce serait perdre de vue ces conditions
premières de l'intoxication : 1° la présence du poison sur la plaie ;
2° son absorption. Or, nous savons combien cette dernière est en-
travée par la formation de ces remparts protecteurs signalés par
Verneuil, et diverses autres modifications de surface [2].

Tout en reconnaissant donc que l'appareil ouaté restreint en de
grandes proportions les cas d'intoxication putride, nous ne saurions avec Gosselin, conclure à l'absence de ce poison à la surface
des plaies surtout lorsqu'elles présentent les preuves de la fermentation putride les plus démonstratives pour ceux qui comme
lui adoptent la théorie Pasteur.

Pansement antiseptique.

La présence des organismes dans le pus des plaies (surtout
lorsqu'il présente les preuves de la fermentation putride), pansées
avec les méthodes antiseptiques, est un fait établi par le plus grand
nombre des observateurs. Bouloumié, qui s'est livré à ce sujet à des
recherches spéciales, est conduit à conclure qu'aucun pansement ne
mettait à l'abri de ces organismes. Demarquay [3] les signale sous
l'appareil Lister, et cela en dépit des affirmations contraires de
Clément Darutz [4]. Ses expériences variées à l'infini sont confirmées
par celles de Bouloumié et de beaucoup d'autres. R. Ranke publie
(*Centralb. für Chirurg.*, 1874, n° 13) des faits tout aussi concluants observés dans la clinique de Hall.

De quelques essais qui nous sont propres et en ce qui concerne
l'action à ce point de vue de l'acide phénique, nous pourrions cependant affirmer que l'addition de 6 gouttes d'acide déliquescent
ont suffi pour empêcher le développement de micro-organismes

---

[1] Rapport à l'Institut, 7 janvier 1875.
[2] Congrès de Lyon et Hervey, *loco citato.*
[3] Acad. des sciences, 4 janvier 1875.
[4] *Gaz. hebd.*, 1875, p. 39.

dans un vase contenant 100 grammes environ de sérosité sanguine extraite par aspiration d'un épanchement traumatique de la
cuisse. La même quantité de sérosité pure, placée dans les mêmes
conditions et après le même laps de temps, offrait comme terme
de comparaison tous les caractères primordiaux de putridité.

Disons cependant qu'il est loin de notre pensée, de contester
ainsi les résultats obtenus par Bouloumié, Demarquay, etc. Si nous
rapportons ici cette tentative expérimentale, c'est pour démontrer
uniquement combien les questions de doses peuvent influer sur les
résultats. Les faits rapportés par Onimus sont des plus probants
à cet égard [1]; ainsi s'expliquent probablement les divergences d'o-
pinion.

On trouve donc généralement, sur des plaies pansées à l'aide des
procédés antiseptiques, les caractères essentiels de la fermentation putride tirés de la présence d'organismes. Cependant ceux
appréciables aux sens et particulièrement à l'odorat font défaut. De
même que sous l'appareil ouaté, sous celui de Lister on a remarqué que le sang épanché se conservait avec sa coloration normale.
(Hervey.)

Quant aux enseignements de l'observation clinique, au point de
vue de l'existence de l'élément septique sur les plaies, ils sont tout
aussi peu démonstratifs et probants que ceux que nous a fournis
le pansement ouaté, et cela, quels que soient les avantages incontestables qu'on retire de leur mise en application.

En réponse à cette première partie de nos vérifications de la
doctrine Guérin (A.), nous pouvons dire :

« En suspendant sur les plaies l'action des germes atmosphériques, on n'empêche pas nécessairement la fermentation putride
de s'établir à leur surface avec les caractères essentiels que lui assigne la théorie. De plus, quels que soient les résultats avantageux
obtenus dans la pratique des pansements qui préservent les plaies
de ces germes, on ne saurait conclure que le poison putride ne s'y
forme pas. »

2° Passons maintenant à la seconde partie de nos vérifications.

Tout d'abord, faisons remarquer l'absence de tout caractère de
putridité appréciable à l'odorat et aux sens, dans certains matériaux des plaies exposées, et donnant lieu néanmoins à l'intoxication putride. Chaque jour, en effet, la pratique permet d'en constater des exemples. L'infection purulente est un fléau hospitalier
qui survient en dépit des lavages et des soins de propreté spéciaux
qu'on donne aux plaies.

---

[1] Société de biologie, 21 nov. 1874. *Gaz. hebd.* 1873, p. 412 et 413.

Gosselin n'en témoigne-t-il pas encore lorsqu'il dit [1] que les 2/3 des blessés qu'il a vus succomber à l'infection purulente avaient des plaies ne présentant aucun caractère de putridité ; et cependant l'intoxication était réelle et témoignait de la présence du poison.

Les exemples d'intoxication putride à la suite de piqûres anatomiques, qui, suivant la remarque de Colles (Davaine), sont d'autant plus à redouter que le sujet est moins putréfié, sont autant de faits qui permettent d'affirmer que la fétidité ne saurait être le critérium de la putridité qui aboutit à la formation d'un produit septique sur les plaies.

Blum détermine des accidents septicémiques en injectant dans le tissu cellulaire des lapins des liquides putrides dépourvus de toute odeur fétide [2]. Des exemples tout aussi concluants sont à chaque instant rapportés par les expérimentateurs qui se sont tant multipliés dans ces dernières années.

C'est ainsi que Coze et Feltz font remarquer que les dangers de la septicémie ne sont nullement en rapport avec l'intensité de la putréfaction et la putridité des matières [3].

Mathieu et Urbain distillent à 45° du pus fétide, ils obtiennent ainsi un liquide très-odorant, très-alcalin, duquel ils séparent par l'éther une huile volatile dont l'odeur résume celle du pus lui-même. Ce liquide ne produit aucun effet toxique, étant injecté dans la trachée ou le tissu cellulaire d'animaux [4].

Davaine prouve encore que le degré de septicité du sang putréfié à l'air libre et dans les conditions ordinaires n'est pas en rapport avec l'intensité de la fétidité, et que loin de devenir de plus en plus toxique en vieillissant, le sang perdait, après quelques jours, une part des propriétés toxiques qu'il avait acquises. Le sang putréfié dans une couveuse à 26 et 37°, au contact même du charbon animal et du carbonate de plomb qui lui enlèvent toute odeur de putréfaction, était plus actif que dans le cas de putréfaction à l'air libre [5]. Il est donc bien établi qu'au sein même des matériaux putrides des plaies, alors même qu'ils sont dépourvus de toute odeur, les substances toxiques peuvent néanmoins s'être développées.

Mais au point de vue de la doctrine dont nous vérifions les conséquences dans la pratique, il est un autre caractère de cette putridité bien autrement démonstratif et qu'il importe de rechercher : celui tiré de la présence des micro-organismes.

---

[1] Acad. de méd., 1867, 23 juillet. Rapport sur le mém. de Demarquay, sur l'absorption des plaies.

[2] *Septicémie chirurg. aiguë*, thèse 1870, p. 11.

[3] *Recherches sur les maladies infect.*, 1872, p. 52.

[4] Mathieu, Recherches sur la fermentation du pus dans l'organisme (*Gaz. hebd.* 1872, p. 340).

[5] Acad. de méd., discussion sur la septicémie, p. 253. *Gaz. hebd.*, 1872.

Ceux qui ont répété les expériences provoquées par les études contemporaines dont la septicémie a été l'objet signalent souvent l'absence de tout organisme dans les liquides, qui injectés, produisent cependant l'intoxication putride.

Gosselin signale la présence de vibrions dans le pus sous l'appareil ouaté et admet cependant qu'il n'est pas toxique. Mais c'est à Billroth qu'on doit surtout des recherches spéciales à ce sujet. Il en ressort pour lui que la présence des organismes n'implique pas un mauvais pronostic pour l'inflammation ; la fièvre n'est pas toujours produite par un pus qui contient des vibrions et des bactéries [1].

Rien n'est donc moins fondé que cette assertion de Sauderson, que la présence de ces organismes est caractéristique des propriétés toxiques du pus qui les renferme [2].

Nous sommes donc autorisé à conclure de l'ensemble de ces vérifications auxquelles nous venons de nous livrer, des conséquences de la doctrine d'A. Guérin : qu'en ce qui concerne l'intoxication putride autochthone et le rôle de l'air dans la production de la substance toxique tel qu'il l'admet avec Pasteur, les faits cliniques et expérimentaux ne permettent pas de l'accepter. La théorie de la fermentation putride telle qu'il la comprend ne peut suffire à rendre compte de la transformation d'où naît la substance toxique à la surface des plaies exposées.

Quelle est donc cette transformation que subit la matière épanchée à la surface de la plaie, d'où résulte la production de la substance toxique, et quelle est l'action que l'air exerce sur la plaie concourant à cette transformation ?

Nous allons essayer de répondre à cette question. A cet effet, reportons-nous aux conditions dans lesquelles nous voyons survenir cette intoxication putride, et étudions les caractères que présente le pus qui la produit. Ces conditions du pus se réduisent aux deux suivantes :

1° Du pus dépourvu de tout caractère de putridité, dépourvu de tout organisme, étant absorbé, donne lieu à l'intoxication ;

2° Du pus avec les caractères de putridité et avec organismes, tantôt est toxique, tantôt ne l'est pas.

Et comme putréfaction est le terme générique sous lequel on désigne le travail intime dont il a été l'objet durant son exposition à l'air, duquel est résultée la formation de la substance toxique, force

---

[1] Nepveu, *Du rôle des organismes inférieurs dans les légions chirurg.*, p. 33, 1874.

[2] Société pathologique de Londres et *Gaz. hebd.*, 1872, p. 353.

nous est donc, pour expliquer les types cliniques d'intoxication que nous venons de spécifier, d'admettre :

1° Soit une putréfaction indépendante de tout organisme, ceux-ci ne jouant qu'un rôle secondaire ;

2° Soit deux sortes de putréfaction, une avec organismes et l'autre sans organismes, et susceptibles néanmoins toutes les deux de donner naissance à l'élément toxique ;

3° Soit enfin d'admettre dans la putréfaction deux phases : une, caractérisée par la présence d'organismes ; l'autre, sans organismes, et susceptibles de donner naissance toutes les deux à des produits toxiques.

Il nous reste à examiner à présent le plus ou moins fondé de ces hypothèses, qui seules peuvent expliquer les faits observés.

1° *De la putréfaction indépendante de tout organisme.*

Les travaux de Pasteur ont fait généralement admettre que la putréfaction ne saurait avoir lieu sans leur intervention. Lors de la discussion récente (1875) à l'Académie de médecine sur la fermentation putride, on a pu se convaincre qu'il ne les faisait pas déchoir du rôle essentiel qu'il n'a jamais cessé de leur attribuer, et cela quelles que soient les modifications apportées à sa théorie première sur les fermentations en général. Comme toujours, il dit en effet que la putréfaction est un acte ou une série d'actes successifs de l'ordre des fermentations, accomplis par divers membres de la famille des vibrioniens.

Quel que soit le nombre des adhérents à cette théorie, elle n'est pas sans compter des réfractaires autorisés et soulever bien des objections.

En ce qui concerne les fermentations en général, nous savons que Dumas a établi que certaines influences physico-chimiques étaient susceptibles de provoquer des fermentations alcooliques ou autres, aussi évidentes que celles qui résulteraient de l'action de parasites. Lechartier (Acad. des sciences, 1874) en a donné récemment la démonstration expérimentale pour la fermentation alcoolique (1874).

Berthelot admet des ferments insolubles organisés et des ferments solubles dénués de forme et de vie. Les ferments vivants ne feraient que sécréter ou excréter un ferment soluble qui agit sur le corps fermentescible de telle sorte que finalement les vrais ferments ne sont que des corps purement chimiques. Dans un article récent, Robin réduit aussi à une action purement chimique l'action des ferments organisés, qui sont d'ailleurs pour lui, comme il l'a démontré, des végétaux et non des infusoires animaux [1].

---

[1] Mémoire inséré dans la *Gaz. hebd.* 1875. p. 422, 22 juillet.

Cette excursion dans le domaine de la théorie de la fermentation en général avait pour but de démontrer que le pseudo-dogme des ferments organisés avait aussi ses ennemis et n'était pas au-dessus de toute critique. Mais revenons à l'objet spécial de nos recherches, à la fermentation putride.

C'est Rindfleisch, par exemple, qui dans la putréfaction des enfants nouveau-nés invoque l'absence de bactéries ; Helmoltz qui conclut que la putréfaction est indépendante de leur présence ; Schneider qui considère la putréfaction comme une oxydation dans laquelle les ferments aériens ne jouent aucun rôle; Kuhne qui admet un ferment chimique non organisé ; Hoppe Seyler qui prétend que la putréfaction des corps albumineux peut avoir lieu sans organismes et qu'il n'y a pas de différence importante entre ses produits terminaux et ceux de la putréfaction ordinaire ; Billroth qui a vu du pus devenir extrêmement putride deux jours avant l'apparition d'organismes.

Plus récemment Hiller (*Archiv. f. clin. Chirurg.*, 1875, p. 669), d'expériences qui lui sont propres, arrive à conclure que les organismes inférieurs par eux-mêmes ne pourraient déterminer la fermentation putride : leur développement dans les liquides putrides serait dû, contrairement à l'opinion de Pasteur, à ce qu'ils se nourrissent des produits de la putréfaction et non à ce qu'ils la provoquent. Pour lui les ferments putrides sont des corps organiques solides, indépendants ou du moins dictincts des bactéries. Charleton Bastian (*Bristish med. Journ.*, 1875, p. 469) rejette aussi la théorie des germes de Pasteur.

Joignant leurs voix à ces protestations, citons en France : Trécul, Fremy, etc.

La discussion survenue récemment à l'Académie de médecine sur la fermentation putride, a montré que l'accord était loin d'être établi sur la théorie Pasteur [1]. Parmi ceux qui se sont élevés contre, citons Poggiale, Bouillaud, Collin, etc. Ce dernier a pu dire comme conséquence des faits qu'il a observés, que les matières organiques peuvent se putréfier sans le concours d'un agent fermentescible et qu'à l'air libre et dans les conditions ordinaires, les ferments n'ont qu'un rôle passif dans la décomposition putride ; ce sont des bénéficiaires plutôt que des acteurs de la putréfaction.

Robin fait observer aussi que souvent on constate l'absence de vibrions et de bactéries dans bien des tissus dont pourtant la décomposition putride est rendue incontestable par leur consistance et leur odeur [2].

---

[1] Acad. de médecine, 1874 et 1875.
[2] Mémoire cité, 1875, 22 juillet. *Gaz. hebd.*

On doit à Mathieu et Urbain la démonstration [1] expérimentale la plus rigoureuse de la fermentation putride du pus sans le concours obligé d'organismes ferments.

Se basant sur cette donnée que la décomposition du pus se traduit par la mise en liberté d'une grande quantité d'hydrogène et d'acide carbonique, témoignant d'une oxydation du pus, ils constatent que du pus dont on a extrait tous les gaz et conservé dans le vide, après avoir été porté à 100°, donnait encore naissance à des gaz révélateurs de cette décomposition qui se continuait. L'expérience faite 3 fois en 8 jours sur la même quantité de pus ayant déjà servi à l'expérimentation première a toujours donné lieu à ces mêmes phénomènes de décomposition, mais les quantités de gaz obtenues étaient chaque fois de moins en moins abondantes. Il semblerait, disent-ils, qu'une partie des substances albuminoïdes de la matière purulente se transforme en leucine et l'autre est réduite pour former l'oxygène nécessaire à cette transformation.

C'est avec raison, croyons-nous, qu'ils invoquent ces résultats à l'encontre de la théorie Pasteur.

Ajoutons enfin que, d'une étude critique à laquelle Nepveu [2] s'est livré à ce sujet, il est conduit à conclure qu'il n'est pas absolument démontré qu'il y ait une relation de cause à effet entre l'apparition de ces organismes dans le pus et la putréfaction.

C'est aussi l'opinion qu'exprime Henocque [3], résumant la discussion sur la fermentation putride à l'Académie de médecine, en disant que la seule conclusion possible dans l'état actuel de la science, c'est que dans la plupart des inflammations destructives il y a des bactéries et des ferments ; et celle de Bergeron, disant que les vibrions peuvent être considérés comme indiquant un état inflammatoire sérieux et une certaine tendance à la décomposition des humeurs qui les renferment, sans exercer le plus souvent une action toxique sur l'organisme [4].

Tel serait en effet le rôle de ces micro-organismes, d'après Billroth, qui pour se développer exigeraient au préalable la formation, sur la plaie, d'un zymoïde phlogistique, corps de nature inconnue très-analogue à celui de la putréfaction, peut-être identique, prenant naissance pendant l'inflammation aiguë et au moment de la décomposition du parenchyme des tissus.

Il est utile de faire remarquer combien il y a loin de ces explications du rôle des micro-organismes à celle qu'en donne la théorie de Pasteur.

---

[1] *Loco citato.*

[2] Mémoire cité, *Du rôle des organismes,* p. 27.

[3] *Gaz. hebd.* 1875, p. 241.

[4] Mémoire cité, Acad. des sciences, févr. 1875.

La conclusion de Nepveu est donc la seule que dans l'état actuel de nos connaissances on puisse donner à cette question. Y aurait-il une fermentation putride, une putréfaction sans intervention obligée d'organismes ?

2° Des deux sortes de putréfaction, une avec organisme et l'autre sans organisme.

Cette opinion, résultant d'un éclectisme qu'imposent l'observation impartiale des faits et, disons-le, la légitime influence du nom sous lequel s'abrite la théorie de la fermentation putride par les proto-organismes, n'est pas sans compter de nombreux adeptes.

Nous avons déjà vu ce qu'en pensait Berthelot, à l'occasion des fermentations en général. C'est celle qu'exprime Personne, résumant la discussion académique de 1874, lorsqu'il affirme que la fermentation putride est un phénomène complexe se compliquant de l'action des ferments non figurés, tels que certaines substances albuminoïdes [1].

Cette question paraîtrait devoir se résoudre aisément si on pouvait, au sein de matières organiques en voie de putréfaction, parvenir à suspendre l'action des ferments organisés. On pourrait alors étudier au point de vue des propriétés toxiques les produits de ces deux phases : avant et après la suspension de l'activité des ferments organisés. Cette expérience, récemment Paul Bert a permis de la réaliser, voici comment :

Il a remarqué que l'air comprimé, c'est-à-dire sur-oxygéné, l'oxygène à forte tension détruisent les ferments figurés, les tuent sans résurrection possible, tandis que ces conditions n'enlèvent rien de leurs propriétés fermentescibles aux ferments non figurés. Il n'est pas sans avoir fait ressortir toutes les conséquences qu'on pouvait tirer, pour résoudre les problèmes encore obscurs de la septicémie, de cette nouvelle méthode d'analyse [2].

Feltz est le premier à s'engager dans cette nouvelle voie et à publier le résultat de ses investigations ; il a observé [3] que l'air comprimé et les courants d'air longtemps continués à travers le sang ne paraissent pas avoir d'action ni sur les infiniment petits qui y séjournent, ni sur les qualités toxiques du sang.

Le sang longtemps oxygéné par contact ou par passage de ce gaz à l'état de pureté semble devenir moins toxique et se différencier du sang initial par une diminution des mouvements des vibrioniens.

---

[1] *Gaz. hebd.*, 1874, p. 215.

[2] Société de biologie, 16 et 24 janvier 1874, et Acad. des sciences, 28 juin 1875.

[3] Acad. des sciences, 1er mars 1875.

Le sang privé de gaz et laissé dans le vide un certain temps paraît perdre également de son pouvoir toxique. Les infiniment petits qui y séjournent s'immobilisent, mais il n'y a pas mort réelle. Le principe toxique ne lui paraît pas être un gaz.

Ces expériences ne peuvent permettre aucune conclusion touchant la dualité de ces fermentations putrides dont nous recherchons les preuves ; car, Feltz a soin de nous prévenir qu'il n'est jamais parvenu à tuer les micro-organiques, et à suspendre ainsi leur action fermentative. Néanmoins, elles tendraient à infirmer la conclusion de P. Bert touchant l'action distincte de l'air comprimé et de l'oxygène sur les vibrions et les ferments organisés de la putréfaction.

Disons enfin en terminant que tout concorde pour entraîner les physiologistes dans cette nouvelle voie d'expérimentation et que, quelque insuffisants que soient les résultats publiés jusqu'à ce jour par Feltz, le moment n'est peut-être pas éloigné où quelque conclusion formelle pourra s'en dégager, de nature à éclaircir la question qui nous occupe. Ne voyons-nous pas en effet le chloroforme [1] mis au service des expérimentateurs pour séparer au même titre que l'air comprimé, dans la putréfaction, ce qui est le propre des ferments organisés et ce qui est le propre des autres ?

3° *Des deux phases de la putréfaction, une sans organismes, et l'autre avec organismes, et donnant lieu toutes les deux à des principes toxiques.*

Commençons par établir que la distinction de deux phases dans la putréfaction se retrouve en germe ou nettement formulée dans la plupart des théories explicatives qui en ont été données.

Pasteur a soin d'établir la réalité de deux actes dans la décomposition putride qui comprend : 1° les phénomènes purement chimiques de digestion qui consistent dans des actions dites de contact, des actions de diastase dues à la réaction de solides et de liquides les uns sur les autres. Le faisandage serait pour lui un exemple de cette première phase de la décomposition putride et le goût acquis serait la preuve qu'il s'est produit quelque substance nouvelle.

Coulier [2] pense que la fermentation putride est loin d'être toujours un phénomène identique ; il est probable que suivant l'espèce et la variété des animaux développés, elle varie dans ses allures et ses produits. Les anatomistes, ajoute-t-il, apprennent malheureusement trop souvent que la piqûre du scalpel, le plus souvent

[1] Müntz, Acad. des sciences, 17 mai 1875.
[2] Sur les fermentations en général, étude critique. *Gaz. hebd.*, 1872. p. 532.

inoffensive, produit dans d'autres cas semblables en apparence, une affection mortelle. Les gourmets savent que le faisandage du gibier est loin d'être toujours le même. Souvent il tourne mal, et le parfum développé est fort différent.

N'est-ce pas une distinction formelle entre les deux phases de la décomposition putride que celle établie par Coze et Feltz, lorsqu'ils disent que la première caractérisée par les bactéries est seule dangereuse ; celle caractérisée par la présence de vibrions qui lui succède, ne l'étant pas au point de vue de l'intoxication putride ?

Nous pouvons donc, ainsi que l'observation avait conduit chimistes et physiologistes à l'établir, admettre deux phases dans l'acte de putréfaction donnant naissance chacune à des produits différents, et cela par la nécessité d'interpréter les faits de leur ressort.

Mais c'est à Robin surtout qu'on doit d'avoir nettement effectué cette distinction en l'érigeant à l'état de doctrine pour pénétrer la complexité des phénomènes de l'intoxication putride. Qu'on veuille bien nous permettre d'en reproduire ici la partie fondamentale [1].

La matière organisée privée de vie passerait successivement par deux modes d'altération distincts : 1° l'état virulent; 2° l'état putride.

L'état virulent serait produit par certains changements dits catalytiques survenus au sein de la matière organisée. Ces substances auraient conservé toutes leurs qualités physiques, mais au point de vue dynamique elles ont acquis la propriété de transmettre à toute autre substance organique saine, un état d'altération analogue au leur ; elles sont devenues virulentes. Cet état spécifique, elles le communiquent graduellement molécule à molécule par simple contact, lors même qu'elles sont en quantité minime. Par cette catalyse, elles ont éprouvé des modifications isomériques, c'est-à-dire un simple changement dans la manière d'être de leurs molécules. Leurs caractères physico-chimiques ne sont pas altérés. Cet état est bien voisin de la putridité. Dès que celle-ci survient, la virulence disparaît. La putridité tue la virulence. Tant qu'elle ne s'est pas produite, les matières modifiées isomériquement conservent leur propriété virulente et elles les gardent un temps considérable lorsqu'elles sont desséchées sans décomposition par la chaleur ou autre agent. Les miasmes et les virus seraient des particules de substance organisée ayant subi ce travail.

---

[1] Mém. lu à la Société de biologie, 1868, *Des états de virulence et de putridité de la matière organisée.*

La putridité commence lorsque, aux dépens des éléments chimiques des substances organiques qui se décomposent, se forment des carbonates et sulfhydrate d'ammoniaque, des traces d'oxygène phosphoré et carbone associés à des acides gras volatils, tous composés chimiques définis. L'air interviendrait dans ces cas par son action chimique : la matière absorbant l'oxygène et rejetant l'acide carbonique formé.

Tel est l'ensemble des phénomènes de transformation par lesquels passerait, d'après Robin, la matière organisée privée de vie en se décomposant au contact de l'air. On ne saurait, ce nous semble, mieux accentuer qu'il ne le fait, cette séparation de deux phases de la putréfaction et les caractères des produits toxiques appartenant à chacune d'elles.

Cette doctrine, nous l'acceptons comme étant celle qui dans l'état actuel de nos connaissances donne l'explication la plus plausible de la transformation que subissent les matériaux organiques épanchés à la surface des plaies exposées, donnant naissance à des substances toxiques. En réponse à cette question que nous nous sommes posée (*voir* page 82), nous dirons donc :

A la surface d'une plaie exposée, la matière organique putrescible subit le phénomène de la décomposition putride, passant d'abord par l'état virulent et arrivant ensuite à l'état putride. A chacun de ces deux états correspond la formation sur la plaie de produits toxiques divers [1], un virulent, l'autre putride. A tel moment donné la matière putride de la plaie peut donc fournir, soit un principe toxique virulent seul, soit un toxique putride seul, soit un principe toxique complexe mélangé en proportions indéfinies de chacun d'eux. On comprend donc qu'il puisse en résulter des effets d'intoxication putrides différents, ces matériaux venant à être absorbés dans ces diverses conditions de septicité.

Il n'est pas sans intérêt de rappeler à cette place les conclusions de L. Panum, résumant l'acquis de la science sur la pathogénie de l'infection putride. Il reconnaît, en effet, deux sortes d'intoxication putride : 1° une simple, non inoculable, produite par un composé chimique, la sepsine; 2° une autre, plus spécialement parasitaire (microsporum septicum), et inoculable. Il se peut, ajoute-t-il, que la combinaison de ces deux causes pathogéniques, microsporum et sepsine, produise l'aspect clinique si varié des infections putrides à caractère tantôt pyémique tantôt plus spécialement septique. (*Archiv. fur Anat. path. und phys.*, tome LX, page 301. — Analysé dans la *Revue médicale* d'Hayem, tome IV, 2ᵉ fascicule, page 464.)

---

[1] Un virus et l'autre de nature chimique.

Quant à l'action de l'air sur la plaie dans cette transformation putride, nulle pour déterminer l'état virulent de la matière, puisque nous voyons cet état virulent survenir en dehors de son contact, elle serait une action chimique essentielle, indispensable, pour présider au développement de la matière toxique de la seconde phase de la putréfaction, de celle correspondant à l'état de putridité proprement dite. Nous devons dire encore que cette action de l'air serait influencée par le fait de circonstances atmosphériques variables, telles que la chaleur, l'humidité, l'état électrique, qui sont autant de conditions qui favorisent cette putréfaction. Il n'est pas besoin, croyons-nous, d'insister pour établir la réalité de ces influences, tant elles constituent des notions vulgaires. Gaspard savait que la chaleur humide favorisait le développement des affections putrides que ses expériences provoquaient; il est aussi un fait bien connu : c'est la fréquence des accidents d'intoxication putride pendant l'été. Signalons enfin l'état d'agitation de l'atmosphère comme contribuant à hâter la décomposition du pus à la surface des plaies, comme Mathieu et Urbain en ont donné la démonstration expérimentale [1].

Il nous reste à fournir maintenant les preuves de ce que nous avons dit : que la théorie de la putréfaction, telle que la comprend Robin, appliquée à l'explication des phénomènes de transformation qui à la surface des plaies donnent lieu à la production d'une substance toxique, trouvait sa confirmation dans un examen rigoureux et impartial des faits cliniques et expérimentaux.

Prenons successivement une à une les conséquences que nous en avons déduites et vérifions-les.

Des deux phases de la décomposition putride (état virulent et état putride), donnant lieu chacune à des substances toxiques.

Les expérimentateurs obtiennent des effets d'intoxication putride aussi bien avec des produits putrides à odeur fétide, qu'avec des produits inodores sans caractères apparents de putridité. L'intoxication putride s'observe en clinique à la suite de plaies dont le pus est dépourvu de tout attribut de putridité comme à la suite de celles qui les présentent au plus haut degré. Une plaie dans les premières 24 heures et avant même l'apparition du pus peut fournir des matériaux toxiques, donner lieu à l'intoxication putride.

La piqûre anatomique est un exemple d'intoxication par un produit correspondant à un de ces états (état virulent). L'intoxication putride résulte de l'absorption de matériaux n'ayant jamais subi le contact de l'air. Telles sont ces septicémies médicales, de cause

---

[1] *Loco citato.*

interne, que Verneuil attribue à des produits voisins de la sepsine, sinon identiques et provenant d'inflammations parenchymateuses voisines de la mortification [1] ; celles encore que Lebert et O. Wyss[2] ont observées succédant à l'injection dans le sang de produits divers inflammatoires et néoplasiques. Flourens, de ses expériences d'injections putrides, conclut que le pus possède une virulence propre, indépendante de l'action de l'air [3].

Des propriétés toxiques différentes des produits de ces deux phases de la décomposition putride.

Les recherches modernes dont la septicémie a été l'objet, établissent ce fait d'une façon incontestable, c'est que le sang putréfié à l'air libre, a des propriétés toxiques nullement comparables avec celles qu'il développe dans le sang du sujet qu'il intoxique lui-même. Cela provient de ceci, que le sang putréfié agit comme poison, et le sang septicémique comme virus. L'intoxication virulente par la piqûre anatomique n'exige que fort peu de matière.

Il est connu de tous les anatomistes que la piqûre avec des matériaux provenant d'un cadavre frais est plus dangereuse que lorsqu'il est putride en état de décomposition très-avancé.

Collin, résumant les conclusions générales de la discussion académique de 1873 provoquée par les communications de Davaine, dit : (Acad. de médecine, 21 octobre 1873), qu'il faut distinguer le sang putréfié à l'air libre du sang septicémique, car ces deux agents infectieux n'ont ni les mêmes caractères physiques, ni les mêmes propriétés septiques. Le sang putride n'agit qu'à doses relativement énormes et l'autre à doses insignifiantes.

On ne peut mieux confirmer, croyons-nous, la différence établie entre ces caractères de septicité des produits putrides, un agissant comme virus, et l'autre comme poison chimique. C'est ainsi qu'on a pu dire aussi, que la conséquence finale des résultats expérimentaux était que les effets de putridité étaient proportionnés à la quantité de matière injectée et disparaissaient avec elle, contrairement à la virulence [4].

N'est-ce pas témoigner de cette distinction que de dire encore avec Landau (*Archiv. für clin. Chirurg.*, tome XVII, p. 527) : « Mais à côté de cette action qui résulte de la résorption des pro- « duits de la putréfaction, il en est une autre plus obscure, en « quelque sorte spécifique, qui se distingue de la précédente par

---

[1] Dicours académique, 1871.

[2] *Virchow's Archiv.*, octobre 1867.

[3] Acad. des sciences 1863. — Dibos, thèse de Paris, 1868.

[4] Blum, thèse citée.

« la disproportion qui existe entre les effets et la cause souvent
« minime qui les produit, telle est l'infection qui résulte des pi-
« qûres anatomiques. Ces agents distincts des ferments putrides
« semblent avoir une action spéciale qui se révèle par la différence
« des phénomènes qui résultent de leur introduction dans l'orga-
« nisme. Cette spécificité des symptômes accuse une cause spé-
« cifique ; les organismes inférieurs qui produisent l'infection pu-
« rulente , la fièvre puerpérale , etc.,sont donc distincts des
« ferments putrides et distincts les uns des autres. » (*Revue*
d'Hayem, tome V, 2e fascicule, page 509, traduction).

S'il fallait encore d'autres preuves à l'appui, pour démontrer la
différence radicale qui sépare ces deux ordres de substances
toxiques, nous les trouverions dans ce fait rapporté par Onimus
(Société de biologie, 29 novembre 1873), qu'il faut dix fois plus
d'acide sulfurique et d'iode pour détruire l'activité septicémique
artificiellement obtenue, que pour annuler la puissance toxique
du sang des septicémiques.

Rappelons enfin ce résultat si étrange de prime abord, que le
sang d'un malade mort d'infection septique à la suite de gangrène
pulmonaire ait pu tuer des animaux en donnant à leur sang des
propriétés de plus en plus infectieuses, alors que l'injection de la
sanie gangréneuse elle-même ne produisait aucune intoxication,
(injectée il est vrai à petite dose): quelques gouttes avaient suffi à
produire ce résultat [1]; et les expériences de Signol (*France médicale*, 1876, n°s 7, 10, 11 et 12) établissant l'état virulent du sang
de chevaux sains morts par asphyxie ou par assommement.

Par cette distinction s'expliquent aussi les résultats obtenus par
Chauveau, et dont il entretenait naguère les membres de l'association française pour l'avancement des sciences. (Congrès de 1875,
23 août.) Injectant dans le sang de petites quantités de pus, il a remarqué que l'absence d'accidents correspondait surtout à l'injection
de pus pris sur des plaies anciennes et dépourvues de tout caractère putride. Les plaies récentes fournissent celui dont la nocuité
était plus considérable. De même pour les plaies enflammées.

*De la complexité des effets de l'intoxication putride témoignant
de l'état complexe de la substance toxique absorbée.*

Lors de la discussion de 1871 sur l'infection purulente, Colin [2],
remémorant tout ce que lui ont appris les nombreuses injections
putrides qu'il avait pratiquées jusqu'alors, dit « que le résultat de
ses recherches tend à prouver que la matière putride agit tantôt à

[1] Raynaud, *Gaz. hebd.*, 1873, p. 211.
[2] Discours académ. du 15 mai 1871 (*Thèse citée*).

la manière d'un poison énergique, tantôt à la manière d'un ferment qui à dose faible provoque l'altération du sang, quelquefois à la façon d'un virus qui produit un état morbide défini, susceptible de se transmettre par inoculation.

Ces conclusions, Blum les confirme dans son étude sur la septicémie chirurgicale aiguë. Les conséquences qui résultent des faits expérimentaux et cliniques à l'examen desquels il s'est livré, il les formule ainsi : « A l'étude expérimentale de la putréfaction, les résultats obtenus sont contradictoires; cela tient sans doute à ce que le poison putride n'est pas unique et à ce que les substances qu'on désigne en bloc sous le nom de septiques jouissent de propriétés virulentes plus ou moins intenses » ; — et ailleurs : « Il est un point qui reste obscur et difficile à déterminer, c'est la nature de la substance toxique, cette substance n'est pas la même dans tous les cas. Tout ce qu'on peut en dire, c'est que ces substances toxiques sont très-variables et que toutes sont des éléments anatomiques privés de vie et ayant subi un travail de putréfaction quelconque. »

L'action toxique des substances putréfiées n'est pas due à un corps simple, mais à une substance de composition et de nature complexe [1]. S'il fallait enfin d'autres preuves de cette complexité des accidents toxiques par les matières putrides, ne les trouverions-nous pas plus démonstratives encore daus cette série de conclusions contradictoires et variées de l'école allemande cherchant à déterminer la nature de l'agent toxique. Opposons les conclusions de Billroth, Weber, Panum, Hemmer, Stich, Klebs, Bergmann, Scherer et Virchow, etc., et celles plus récentes de J.-A. Kehrer de Giessen (*Arch. f. experiment. Path.*, 1874 et *Revue médicale* d'Hayem, tome V, fasc. 1, page 108), les unes aux autres et nous en aurons acquis la conviction.

La putridité tue la virulence.

Nous ne nous arrêterons pas longtemps à en donner la démonstration. L'exemple de la piqûre anatomique et la remarque de Colles à ce sujet, est connue de tout le monde.

Nous savons aussi que le sang putréfié dans une couveuse au contact de matières désinfectantes a eu pour conséquence, entre les mains de Davaine, d'accroître les propriétés toxiques de ce sang. Il est un axiome parmi les septicémistes, c'est que la propriété du sang septicémique disparaît par la putréfaction de l'animal qui le fournit.

Et cette notion ne viendrait-elle pas rendre compte de certaines

---

[1] Thèse citée.

particularités propres à jeter dans le désarroi les expérimentateurs ? telles que celles rapportées par Bouley et Collin qui les
opposent à Davaine à l'encontre de sa théorie ou plutôt de ses résultats expérimentaux [1].

Ils injectent dans la veine d'un cheval morveux 250 grammes de
sang pris sur un cheval se mourant d'infection putride, suite de
gangrène traumatique et aucun accident ne survient. Le sang injecté présentait tous les caractères de putridité.

Nous armant de cette mention de l'état du sang, nous dirons à
MM. Bouley et Collin : Votre sang injecté n'a rien produit parce
qu'il n'était pas virulent, ou du moins, s'il l'a été, ce caractère a
disparu par l'état de putridité dans lequel il se trouve au moment
de l'injection et dont vous témoignez vous-même. Vous vouliez
produire la septicémie, il n'y a rien d'étrange que vous n'y soyez
pas parvenus. La putridité tue la virulence. Il est probable que votre
liquide injecté eût donné lieu à une intoxication chimique cette
fois, si vous en aviez pris une plus grande quantité. Car si nous
expliquons la perte de son état virulent, nous croyons néanmoins
qu'il avait conservé des propriétés toxiques d'un autre ordre. Nous
nous permettrons les mêmes réflexions à l'encontre des expériences de Maurice Raynaud qui prenant quelques gouttes de sang
d'une femme se mourant d'infection putride par suite de rétention
du placenta, les injecte à des lapins, et s'étonne de ne pas produire la septicémie [2].

Notre conviction est complète à cet égard; les exemples d'inoculations infructueuses pratiquées avec le sang de malades atteints
d'infection putride, au sens clinique du mot, ne peuvent militer
contre les applications qu'on a voulu faire (et en dehors de toute
considération de bactéries, bien entendu) de la septicémie expérimentale à la septicémie chirurgicale. La cause du conflit vient
selon nous de ce qu'on a voulu obtenir avec un seul produit putride, à proprement parler, des effets qu'un produit virulent seul
était capable de donner, et nul doute que, s'ils en eussent injecté
suffisamment, ils n'eussent obtenu chez les animaux en expérience
des effets d'intoxication. La seule conclusion qu'ils soient autorisés à en tirer, c'est que le sang de sujets atteints d'infection putride, au sens clinique du mot, n'a pas de caractère virulent ni de
propriété toxique de cet ordre. Ainsi se trouve complétée la vérification que nous avions à faire de la théorie à laquelle nous nous
rangeons, pour expliquer la formation du poison putride à la surface des plaies exposées. S'il est vrai qu'on puisse dire encore avec

<hr>

[1] Discussion sur la septicémie, 1873. Acad. de médecine.
[2] *Gaz. hebd.*, 1873, p. 211.

Blum, qu'au lit du malade, on est loin de s'entendre sur ce qu'il convient d'appeler substance putride, nous croyons que la distinction entre la virulence et la putridité doit concourir puissamment à éclaircir la question. A la chimie appartient le soin de fournir aux physiologistes l'appoint que ceux-ci lui réclament pour pénétrer la nature des virus.

CHAPITRE IV.

M. J. Guérin est le seul qui, dans son interprétation doctrinale
de l'action de l'air sur les plaies dans ses rapports avec l'intoxication putride, lui accorde une place à ce point de vue. C'est par
une action mécanique qu'il agirait par sa présence comme auxiliaire provocateur de l'absorption de ces produits et obstacle à leur
excrétion étant une fois introduits.

Cette action ainsi comprise nous paraît incontestable en théorie,
quoique échappant, disons-le, à toute appréciation clinique, les
variations de pression atmosphérique n'ayant lieu que dans des
limites fort restreintes. Nous savons en effet que pour certains
physiologistes cette pression seule préside à l'absorption en général ; celle s'exerçant à la surface d'une plaie ne saurait donc se
soustraire à la règle commune.

Il est d'ailleurs dans le domaine de l'observation clinique des
exemples qui témoignent de la réalité de ses effets. Ainsi, par
exemple, Blum attribuerait volontiers à la grande pression sous
laquelle se trouvent les produits toxiques dans l'intérieur des arti-
culations, la gravité exceptionnelle que présente leur séjour dans
ce milieu. Il ne nous répugne nullement d'admettre cette explication, d'autant plus que nous avons conservé le souvenir d'un cas
qui nous est personnel, où la gravité et la rapidité des accidents
ne pouvaient recevoir d'autre explication puisqu'ils cessèrent avec
le rétablissement de l'équilibre de pression. Il s'agissait d'une hy-
drocèle ayant résisté à plusieurs injections iodées et dont le liquide
contenait du sang en proportion assez considérable sans que ce
cas fût néanmoins une hématocèle avec incrustation des parois.
Une nouvelle tentative d'injection iodée amena la suppuration, et
l'ouverture pratiquée avec le trocart lui livra spontanément passage. Dès lors nous drainons pour obtenir ainsi ce que l'injection
simple nous refuse et prévenir tout accident. Durant une absence
de deux jours qui me fut imposée, on néglige de maintenir béantes
les ouvertures. Le scrotum se distend, bref, à mon arrivée, je trouve
le malade dans le délire, tremblement, etc., septicémie aiguë enfin.
Les drains désobstrués, des gaz fétides s'échappent en quantité,

et les jours suivants tout rentre dans l'ordre naturel en pareil cas.

Nous savons que la propriété absorbante de la tunique vaginale est d'une puissance exceptionnelle, comme l'ont établi les expériences de Samuel Haughton [1], mais nous ne pouvons néanmoins ne pas rapporter la plus grande part dans cet accident d'intoxication septicémique, à l'état de pression sous lequel se trouvaient les matériaux dans la cavité vaginale.

La septicémie si rapide de l'étranglement herniaire ne pourrait-elle pas aussi s'éclaircir de ces résultats? De même quant à ceux de l'ostéomyélite. Le poison osseux de M. Gosselin ne serait-il pas cet état de pression ?

Quant à ses variations de température, on ne sait jusqu'à quel point l'air peut ainsi influencer l'absorption. On a, il est vrai, la donnée suivante qu'on doit à Magendie [2] : que les produits putrides injectés produisent des accidents plus rapides pendant les grandes chaleurs ; mais il est difficile de faire la part qui revient exclusivement à l'air dans ce résultat final, comme agent favorisant l'absorption.

[1] *The Dublin quaterly Journal*, février 1870.
[2] *Union médicale*, 1852, p. 236.

CHAPITRE I.

EXPOSÉ DES DOCTRINES.

En nous reportant aux doctrines pathogéniques de cette forme de l'intoxication putride, nous trouvons des dissidences tout aussi tranchées que lorsqu'il s'agissait d'interpréter les divers phénomènes de l'intoxication putride autochthone. Rappelons-les brièvement :

Pour M. Verneuil la sepsine serait un poison animal, à classer parmi les alcaloïdes agissant à fortes petites doses et fixe. Il s'attacherait à tous les corps solides, pièces de pansement, linges, charpie, instruments, doigts du chirurgien ; il se dissout dans la plaie et se répand dans l'air à la faveur des débris desséchés ou poussières qu'il charrie en grande abondance. Le miasme septique serait un mélange en proportion indéfinie d'air et de matière toxique. L'hétéro-infection aurait lieu par la plaie et par le fait de l'inoculation ou de contagion palpable, ainsi que par le contact de particules septiques suspendues dans l'air ambiant et vraisemblablement pénétrant aussi par la muqueuse respiratoire.

D'après A. Guérin l'élément septique serait un miasme, et la contagion par l'air la règle ; il agirait de proche en proche sur les plaies des blessés qui sont à une plus grande distance, et ainsi se produirait l'hétéro-infection. Quant à la nature de ce miasme, voici ce qu'il en dit : « Il y a dans une plaie deux choses essentiellement différentes : l'une constituée par les globules du pus (partie morphilogique), par la sérosité sanieuse, l'autre constituée par l'émanation insaisissable qui jusqu'ici a échappé aux investigations des savants, que j'appelle miasme (Académie de médecine, discours du 18 avril 1871). » Plus tard il nous dit que depuis la découverte de Pasteur, ce miasme ne serait pour lui autre chose qu'un ferment (Académie des sciences, 23 mars, 18 mai 1874). Contrairement à Verneuil, il nie que le typhus chirurgical puisse atteindre des sujets exempts de tout traumatisme exposé, de tout foyer de suppuration; il admet la nécessité d'une plaie en suppuration pour déterminer le miasme. La transmission ne saurait s'effectuer par inoculation et c'est toujours par des émanations dont l'air est le véhicule qu'elle aurait lieu.

J. Guérin admet l'hétéro-infection de ces accidents d'intoxication putride par l'air ou infection miasmatique par la plaie et par voie pulmonaire; mais ce n'est, dit-il, qu'à une période avancée de la maladie que des parcelles de poison se détachent de la source où il est né pour porter ailleurs de nouveaux germes d'infection. Ce poison résulte d'après lui de la fermentation des liquides des plaies sous l'action des ferments atmosphériques. L'organisme multiplie et accroît l'intensité de ces ferments de ceux qui lui sont propres.

Billroth veut bien admettre l'origine miasmatique de l'intoxication putride épidémique, si on entend par miasmes des matières purulentes desséchées et peut-être aussi des organismes vivants. Les expressions : miasme, virus, ont d'après lui une valeur secondaire. De quelque nom qu'on les désigne, ce sont des produits de suppuration ou des organismes vivants qui s'y trouvent mêlés.

Gosselin[1] reconnaît l'importance des causes générales atmosphériques dans les intoxications chirurgicales. Il ne peut dire si cette viciation de l'air est due aux émanations de la suppuration ou à des miasmes spéciaux, provenant des plaies de suppuration, ou même à des miasmes spécifiques provenant de blessés déjà atteints d'intoxication putride. Quoi qu'il en soit, il pense que ces miasmes, d'où qu'ils viennent, pénètrent dans l'organisme par deux voies : la plaie et le poumon. Ils ont sans doute sur la plaie elle-même une influence locale funeste, mais ils ont aussi une influence générale, eh ce qu'ils donnent au sang par l'intermédiaire des voies respiratoires des qualités qui le prédisposent à fournir sur la plaie des produits facilement putrescibles.

D'après Giraldès, les influences de milieu, incontestables dans les intoxications chirurgicales, se feraient sentir de la manière suivante. L'air vicié qu'on respire dans un hôpital encombré de malades pénètre dans l'organisme par voie pulmonaire. Cet air altère le sang, qui contamine le système nerveux, d'où trouble dans les phénomènes de nutrition. La constitution est profondément atteinte, et les liquides de la plaie subissent à leur tour des modifications pernicieuses; la porte est alors ouverte à l'intoxication putride. A côté de cette opinion, rangeons celle exprimée par Maisonneuve, qui, admettant l'influence des conditions atmosphériques dans les intoxications chirurgicales, telles que la chaleur humide et l'en-

---

[1] Clinique chirurgicale.

combrement, croit qu'elles se bornent à favoriser la décomposition putride des plaies, comme elles favorisent la putréfaction des substances organiques [1].

D'autres enfin, considérant l'intoxication putride comme le résultat d'une maladie infectieuse, admettent la pénétration dans le sang, par la plaie ou toute autre voie, d'un micro-organisme (bactérie) ou de ses germes.

En France Coze et Feltz sont les auteurs qui ont le plus écrit pour propager cette théorie, qui en Allemagne surtout compte un grand nombre d'adhérents. Elle n'est pas sans se subdiviser en de nombreuses variétés pour ce qui concerne le mode d'agir de cet élément infectieux, une fois qu'il est déposé au sein de l'organisme ; mais elles importent peu aux recherches spéciales que nous avons en vue de poursuivre à cette place. L'essentiel est de savoir que pour toutes ces théories explicatives, c'est à l'apport sur la plaie ou dans l'organisme par toute autre voie, d'un micro-organisme, qu'est due l'hétéro-infection putride, soit qu'il agisse comme ferment, parasite toxifère, sécréteur du poison, spoliateur de l'oxygène, etc.

Telles sont dans leur ensemble, les diverses interprétations doctrinales entre lesquelles se partagent de nos jours les opinions des chirurgiens, touchant l'intoxication putride hétérochthone.

Réduites à leurs termes principaux, elles peuvent être ramenées à deux principales que nous résumerons ainsi :

1° L'intoxication putride hétérochthone résulterait d'une influence générale de l'air comme milieu miasmatique indéterminé.

Au contact de la plaie et de l'organisme du blessé, par le fait de l'encombrement, l'air se chargerait de matériaux putrides divers. Ces matériaux, pénétrant dans l'organisme, apporteraient des modifications dans l'état général du blessé, sa plaie en serait ainsi influencée et la synthèse de cette action locale et générale se traduirait par une facilité plus grande à la formation du poison putride sur la plaie ainsi qu'à son absorption.

2° L'intoxciation putride hétérochthone résulterait d'une hétéro-infection par un milieu miasmatique défini, particulier. Au contact des plaies et de l'organisme, l'air se chargerait d'un principe miasmatique défini (de nature moléculaire pour les uns, virus ou ferment pour les autres). Cet élément pénétrerait dans le sang par la plaie ou toute autre voie, contaminerait le sujet à distance.

Ainsi, à quelque doctrine qu'on se rallie, l'action de l'air sur les plaies y joue un rôle important, quoique diversement comprise. Nous allons maintenant discuter la valeur des interprétations qu'on

[1] Mémoire sur les intoxications chirurgicales.

en donne dans chacune de ces théories explicatives de l'intoxication putride hétérochthone.

Commençons d'abord par débarrasser le champ des vérifications que nous avons à parcourir de cette hypothèse commune aux deux théories, du transport par l'air de principes putrides divers, morphologiques.

CHAPITRE II.

DU TRANSPORT PAR L'AIR DE PRINCIPES PUTRIDES MORPHOLOGIQUES PROVENANT DES PLAIES OU DE L'ORGANISME EN GÉNÉRAL.

Depuis les premiers travaux d'Ehrenberg qui dès 1830 signale la présence dans l'atmosphère d'un grand nombre d'organismes vivants, la micrographie atmosphérique n'a pas cessé de faire chaque jour des découvertes nouvelles, sous l'impulsion des recherches de Gaultier de Claubry, Angus Smith, Thompson, Osborne, Quatrefages, Pouchet, Pasteur, Jolly, Musset, Chalvet, Lemaire, Samuelson, Balbiani, Robin, Lionel Beale, etc., etc., pour ne citer que les principaux. Tous s'accordent à reconnaître au sein de l'atmosphère la présence de parties morphologiques en suspension, quelles que soient d'ailleurs les divergences d'opinions sur la nature de ces corpuscules. Les uns en effet les considèrent comme des particules organiques et d'autres comme étant inorganiques; et encore parmi les premiers convient-il de distinguer ceux qui, avec Robin, les considèrent comme d'origine végétale, et ceux qui avec Pasteur, les considèrent comme étant d'origine animale. Il résulterait cependant d'une révision générale de tout ce qui a été écrit à ce sujet par Douglas Conningham, que l'opinion de Robin tendrait à être confirmée et que la prédominance appartiendrait aux spores et aux cellules végétales en suspension dans l'air atmosphérique [1].

L'influence des milieux, de mieux en mieux établie, a conduit de nos jours à une étude méthodique de l'atmosphère nosocomiale, et ce sont les résultats acquis à ce point de vue qui importent surtout à notre sujet. Nous dirons donc, en peu de mots, ce qu'on en sait à l'heure actuelle.

Dans les salles d'hôpital, on constate la présence d'une quantité de particules organiques plus considérable que dans l'air extérieur. Il y aurait même autour des hôpitaux une sorte d'atmosphère nosocomiale, où l'air serait moins pur qu'à une certaine distance, et c'est dans l'air des salles que Réveil, Chalvet et Lutz ont pu constater la présence de fibres végétales, de granules d'amidon, de cellules épithéliales et de pus, de vibrions (Guérin) [2].

---

[1] *Microscope examination of air*, 1873.

[2] Académie des sciences, 18 mai 1874.

Pour constater et démontrer la nature organique de ces corpuscules, Chalvet mouille les matières organiques provenant du raclage des murs de l'hôpital Saint-Louis, et il voit se manifester l'odeur putride spéciale à la décomposition des matières animales.

Au moyen de l'aeroscope Pouchet, Eiselt reconnaît des corpuscules de pus dans l'air des hôpitaux d'enfants trouvés, où les pensionnaires souffraient épidémiquement de blennhorrée conjonctivale, et démontre, d'une manière décisive, que l'épidémie se propageait par ces corpuscules. Les mémoires du docteur Budd sur les maladies contagieuses, le traité de Griesenger sur les maladies infectieuses sont remplis de faits les plus intéressants, témoignant du transport par l'air d'éléments provenant de l'organisme, et la présence d'infusoires a été souvent constatée [1]. A. Guérin dit aussi que l'air des hôpitaux est saturé de vibrions [2].

Dans des salles de teigneux, en condensant la vapeur d'eau à l'aide de mélanges réfrigérants, on est parvenu à découvrir des spores de favus. Plus récemment Hiller (Contribution à la nature des contages et de la putréfaction, *Archiv. f. klin. Chir.*, XVIIIe vol., 4e fascicule, p. 669, 1875) a étudié la composition des poussières atmosphériques. Il y reconnaît l'existence d'organismes inférieurs de ferments putrides et de particules putréfiées. Quelques inspections faites avec des solutions de poussière lui ont démontré que celle-ci jouit des propriétés septiques les plus manifestes.

Nous n'en finirions pas si nous voulions consigner ici tous les résultats de ces recherches qui conduisent en somme à la démonstration que nous croyons faite de la présence au sein de l'atmosphère d'un milieu encombré de principes de putridité morphologiques.

Ces recherches se continuent d'ailleurs encore. Nepveu ne rapporte-t-il pas un fait d'infection par les poussières organiques dans un cas de traumatisme [3]. Les examens histologiques portant sur l'eau de lavage des murs des salles de la Pitié lui permettent de constater une quantité considérable de bactéries, de micrococcus, de globules du pus.

Disons en terminant que les tentatives effectuées en vue de transmettre expérimentalement les diverses formes d'intoxication putride à l'aide de matériaux contenant ces principes atmosphériques, sont restées sans résultat concluant. Telles sont celles de Lutz, avec les matériaux atmosphériques des salles de M. A. Guérin, pour produire l'infection purulente ; celles de Kœnig de Ros-

---

[1] Poulet, Acad. des sciences, 2 avril 1867.

[2] Académie des sciences, 18 mai 1874.

[3] Société de biologie, 13 juin 1874.

tock, en vue de produire l'erysipèle ; celles rapportées (*Ricordita deal Reale zistit Lombard, di se fascicolo* 1°, 1869) avec les produits exhalés des fébricitants en général. Si, par ces inoculations, on a produit parfois des accidents locaux et généraux, tels que ceux provenant de l'inoculation de principes putrides, rien ne prouve qu'ils puissent être attribués à l'inoculation de l'élément spécifique de la maladie qui les avait fournis. On n'a pas, en un mot, inoculé l'infection purulente, l'érysipèle, les fièvres diverses, on a simplement inoculé des principes putrides tels que ceux qui résultent de matériaux organiques en putréfaction [1]. C'est la seule conclusion qui nous paraît susceptible d'être déduite des faits expérimentaux que nous venons de rappeler. Elle n'infirme en rien celle qui en ressort, au point de vue qui seul nous intéresse ici, que l'air peut servir de véhicule à des matières organiques diverses et particulièrement à des principes putrides provenant des plaies en suppuration.

[1] Il y a eu des manifestations septicémiques diverses.

CHAPITRE III.

Pour ceux qui adoptent cette théorie explicative de l'intoxication
putride hétérochthone, l'air agirait de la manière suivante :

1° Il emprunterait aux plaies des matériaux de leur surface ;

2° Il les déposerait sur la plaie ou dans l'organisme par toute
autre voie, et leur pénétration dans le sang amènerait une modification de l'état général.

Le résultat de cette modification de l'état général serait de donner une facilité plus grande à la transformation putride des exsudats de la plaie et une facilité plus grande à l'absorption de ces
produits.

3° Le dépôt par l'air sur la plaie des particules putrides (des
exsudats) qu'il tient en suspension, faciliterait la transformation
putride de cette dernière. Examinons successivement la légitimité
de ces diverses interprétations, de son rôle.

En ce qui concerne la première, nous n'avons pas à y revenir
ici, établie qu'elle a été précédemment.

Pour la seconde, elle est tout aussi démontrée par l'examen
attentif des faits cliniques, et il serait puéril, ce nous semble, d'insister longuement pour établir l'influence des milieux putrides sur
l'organisme en général. Le chapitre des influences nosocomiales
est un des mieux pourvus d'éléments de conviction. On sait aussi
que l'action spéciale qu'ils exercent à ce point de vue est due à
des miasmes putrides, et Axenfeld nous paraît avoir réduit à sa
juste valeur toutes les autres circonstances accessoires de l'encombrement qu'on avait voulu tour à tour faire intervenir [1]. Ga-
varret [2] a depuis expérimentalement établi que c'étaient les miasmes
putrides et non l'excès d'acide carbonique et la désoxygéna-
tion qui donnaient lieu à ces accidents des milieux d'encombrement. L'ozone, dont on a tant parlé et auquel on attribuait une

---

[1] Thèse d'agrégation, concours de 1857 : *Des influences nosocomiales.*

[2] Article Air, du *Diction. de Jaccoud,* par Tardieu, p. 468.

importance aussi considérable à une certaine époque, semble aussi déchoir de plus en plus du rang qu'on lui assignait jadis [1].

Il est aussi de notion vulgaire, en dépit des dénégations de Parent-Duchatelet, que les exhalaisons de foyer de putridité ne sont pas sans exercer une influence des plus fâcheuses sur la santé de ceux qui y sont exposés. La diarrhée, les troubles digestifs des anatomistes, renfermés des journées entières dans les amphithéâtres, sont des exemples de ces effets morbides. Il est à remarquer que ces effets morbides ne sont pas sans présenter de grandes analogies avec quelques-uns de ceux qui suivent l'inoculation ou plutôt l'injection dans le sang de matières putrides injectées chez les animaux. La diarrhée survenait constamment en effet dans les expériences de Gaspard, et c'est pour lui un des symptômes de cette intoxication putride qu'il rappelle à chaque instant comme caractéristique. L'influence des milieux des salles de chirurgie ne saurait donc faire exception à la règle commune au point de vue de leur action sur l'organisme en général. Dans son rapport à l'Institut, en 1825, Dupuytren a garde d'omettre de les signaler comme ayant donné lieu à des fièvres graves chez les blessés en 1814 et 1815.

La fièvre dite nosocomiale est connue depuis plusieurs siècles. Pringle et beaucoup d'autres, au xviiiº siècle, savaient déjà que c'étaient les miasmes putrides qui en étaient l'agent.

Verneuil la détermine expérimentalement et réussit en plaçant des blessés atteints d'intoxication putride à côté des blessés sans plaies exposées. Il croit bien produire ainsi une hétéro-infection septicémique, mais nous nous surprenons à incliner plutôt vers une intoxication putride sans spécifité aucune, par un milieu putride au sens général du mot [2] une vraie fièvre nosocomiale.

De ce qui précède, nous pouvons donc conclure à un état morbide créé par la pénétration dans l'organisme de miasmes putrides. Dire la part qui revient dans cette pénétration à la plaie elle-même est assez difficile ; les circonstances dans lesquelles elle se produit ne permettent pas de distinguer l'absorption par la plaie de celle par toute autre voie. Nous savons cependant, par les célèbres expériences de Bichat, que l'absorption de ces principes miasmatiques peut s'effectuer par les téguments intacts, en dehors de toute action concomittante à cet effet des voies pulmonaires. De ce fait, on peut, ce nous semble, conclure à l'absorption des miasmes putrides par la plaie. La chose n'est pas douteuse pour

---

[1] *Voir* Axenfeld, thèse citée, et Dr Baldovin, *American journ. of med.*, 1874, p. 246.

[2] *Voir* Acad. de méd. 1871, 18 avril.

les principes gazeux, mais même pour les parties morphologiques de ces exhalaisons putrides, les expériences du professeur Crocq, de Bruxelles, ne peuvent laisser place au moindre doute [1].

L'organisme ainsi modifié par cette influence générale d'un milieu putride, recherchons s'il est vrai, comme la théorie l'exige, que les produits de la plaie acquièrent une aptitude particulière à se putréfier. La chose n'est pas douteuse.

Il n'est pas de chirurgien qui n'ait remarqué les modifications de surface des plaies survenant à la suite de modifications dans l'état de santé. Sous ce rapport, l'observation clinique en dit plus long que les explications qu'on en donne. L'influence d'un état saburral des voies digestives, par exemple, sur l'aspect des bourgeons charnus est un fait des mieux connus. On sait aussi que le développement spontané de l'infection diphtéroïde des plaies est due à des conditions dans l'état général de l'organismes telles qu'on peut le considérer comme intoxiqué en quelque sorte par des produits miasmatiques putrides. Or, cette affection est une dégénérescence putride de la plaie survenue sous l'influence de cette modification de l'état général.

Lucas-Championnière ne signale-t-il pas aussi l'influence des milieux susceptibles d'agir en favorisant la formation de gangrènes moléculaires sur les plaies [2]. Disons enfin qu'on n'est plus à mettre en doute aujourd'hui l'influence des états constitutionnels ou acquis des blessés sur la marche du traumatisme. C'est un point important que Verneuil s'est surtout attaché à démontrer. Pour l'intoxication putride en particulier, Bouley, en disant que les accidents de cette nature sont rares chez les sujets doués d'une grande force plastique [3], témoigne aussi de l'influence d'un état morbide antérieur sur le développement de produits putrides sur la plaie.

L'expérimentation vient encore nous fournir des arguments, à l'appui de cette thèse, tout aussi démonstratifs que ceux que nous venons de demander à l'observation clinique. Il est connu de tout le monde, en effet, que les cadavres des individus morts de maladies infectieuses, de celles, en un mot, où on peut admettre une intoxication putride préalable de l'organisme, se putréfient très-rapidement. Coze et Feltz notent, dans le compte-rendu de leurs nombreuses expériences d'injections putrides, que le sang des animaux, qui ont succombé à l'intoxication, se putréfie plus rapidement que le sang normal. En présence de tous ces

---

[1] Académie de médecine, 3 décembre 1867.
[2] Fièvre traumatique, thèse d'agrégation.
[3] Académie de médecine, 1871.

faits, il y aurait donc mauvaise grâce de notre part à révoquer en doute une influence locale indirecte sur la plaie de cette intoxication miasmatique par les milieux, concourant à rendre les produits de cette plaie plus aisément putrescibles.

Que dire à présent des effets de cette modification de l'organisme comme susceptible de rendre plus considérable la puissance absorbante du poison de la plaie, si ce n'est de l'admettre avec tous les auteurs qui se sont succédé à la tribune académique lors de la discussion de 1871, et cela à quelque doctrine pathogénique qu'ils fussent ralliés ? Par les expériences de Magendie, nous savons que la déplétion des vaisseaux sanguins augmente singulièrement leur faculté absorbante. Il était donc à présumer que les modifications de l'organisme, sous le coup de maladies diverses et particulièrement débilitantes, ne pouvaient qu'exercer une grande influence sur cette puissance d'absorption [1]. Malheureusement les recherches à ce point de vue ne sont pas encore assez nombreuses pour permettre des conclusions. Billroth a ébauché l'étude des rapports des affections médicales avec l'intoxication putride comme circonstance étiologique à la suite du traumatisme. Blum signale les lésions viscérales et celles du foie en particulier, comme susceptibles d'accroître cette puissance d'absorption et rapporte l'histoire d'un malade atteint d'albuminurie aiguë où cette action était flagrante [2].

Riemschneider, *Dissert. inaug. Dorpat, Centralbl. f. Chir.*, 1874, n° 39, étudie l'influence de l'intoxication putride sur la pression sanguine et arrive à conclure de ses expériences que la tension artérielle est diminuée en même temps qu'on voit augmenter la fréquence de la respiration et du pouls en diminuant l'ampleur de la pulsation.

L'air, nous dit-on enfin, déposant des corpuscules putrides à la surface d'une plaie, la rendrait aussi plus apte à devenir le siége d'une fermentation putride.

Avant les travaux de Pasteur et avant par conséquent toute idée préconçue possible, inspirée par la doctrine, on savait qu'une viande, fût-elle des plus saines, se corrompt facilement étant placée dans une atmosphère putride. De nos jours, cette notion est devenue vulgaire tant elle répond à ce qui se passe en réalité dans ces circonstances. Nous devons à Mathieu et à Urbain d'en avoir donné la démonstration expérimentale en l'étendant au pus des plaies placées dans des conditions particulières de milieu. C'est ainsi qu'ils ont reconnu que la décomposition du pus marchait

---

[1] Verneuil, *Régime des blessés (Gaz. hebd.*, 1858).
[2] Thèse citée, p. 27, et *Arch. de méd.*, avril 1869.

plus rapidement si ce liquide était souillé d'un peu de matière purulente desséchée. Le mélange d'un peu de liquide putride quelconque produirait le même effet. Ils concluent de ces expériences que ces poussières jouent le rôle de ferment par rapport au pus louable, et qu'ainsi s'expliquent les effets de l'encombrement [1] dans la production des intoxications chirurgicales.

« Les poussières purulentes en suspension dans l'air suffiraient donc, ajoutent-ils, pour augmenter ses propriétés nuisibles et multiplier les cas d'infection purulente. »

Il y aurait quelque injustice à ne pas rappeler que, dès 1857, comme nous l'avons déjà vu [2], J. Guérin avait aussi signalé et expérimentalement établi la puissance de ces poussières purulentes pour hâter la décomposition putride sur les plaies.

En résumé, nous pouvons donc conclure que l'action de l'air sur les plaies, comme milieu miasmatique en général et sans caractère de spécificité aucun, est une cause de développement de l'intoxication putride hétérochthone.

[1] *Gaz. hebd.*, 1871, p. 374.
[2] Page 43 de ce mémoire.

CHAPITRE IV.

DE L'ACTION DE L'AIR SUR LES PLAIES COMME MILIEU MIASMATIQUE
DÉTERMINÉ ET SPÉCIFIQUE DANS SES RAPPORTS AVEC L'INTOXICATION
PUTRIDE HÉTÉROCHTHONE.

D'après cette doctrine pathogénique de l'intoxication putride
hétérochthone, le rôle dévolu à l'action que l'air exerce sur les
plaies serait le suivant : l'air au contact des plaies se chargerait d'un principe déterminé qu'il transporterait sur les plaies des
blessés voisins, l'absorption de ce principe donnerait lieu à l'intoxication putride. C'est, en un mot, la contagion miasmatique de
l'intoxication putride érigée à l'état de doctrine. Quant à la nature
du principe de contage, il y a des divergences d'opinion à signaler.

Pour les uns ce serait un poison animal agissant à fort petites
doses, à l'instar d'un virus, sans l'être toutefois, s'en distinguant en
ce qu'il pourrait émaner d'un sujet indemne de la maladie qu'il va
produire. Verneuil, en désignant ce poison du nom de virus septicémique, a bien eu soin d'expliquer sa pensée de façon à ne pas
laisser place à l'équivoque ; le sujet qui le fournit est venimeux et
non virulent. L'expression virus traumatique qu'il donnait primi-
tivement à la sepsine n'a d'autre signification dans son esprit que
celle d'une substance toxique particulière agissant à dose infinité-
simale.

Pour d'autres, ce principe serait un virus organisme ferment.
Pour d'autres enfin, il serait un principe virulent de nature indéterminée quant à sa constitution moléculaire.

Il y a donc un abîme qui sépare M. Verneuil, par exemple, qui
considère le sujet uniquement comme venimeux, toxifère, et ceux
qui considèrent le sujet d'où émane le contage comme virulent,
l'élaborant. Cette distinction capitale en théorie, et qu'il importait
de bien établir, perd néanmoins en pratique beaucoup de son importance. Au point de vue de nos recherches, nous pouvons donc
répartir ces diverses opinions de la manière suivante :

1° Le miasme serait pour les uns un organisme ferment ;

2° Le miasme serait pour les autres de nature moléculaire, virulente, spécifique ou septique, à la manière d'un venin, mais ne
saurait être un organisme ferment.

Nous allons examiner successivement ces diverses opinions :

1° *Du miasme organisme ferment.*

D'après cette théorie, l'intoxication putride serait le résultat de la pénétration dans le sang d'un organisme ferment ou de ses germes, donnant lieu à une fermentation intra-organique. La bactérie serait cet organisme, l'agent de cette fermentation.

Si cette théorie explicative est la vraie, ses conséquences logiques irréfutables sont les suivantes :

1° Sur tout sujet atteint d'intoxication putride, on doit pouvoir constater la réalité de la fermentation intra-organique ;

2° Il ne saurait entrer dans le sang des bactéries en dehors de toute intoxication putride ; on doit nécessairement constater la présence de bactéries dans le sang des septicémiques ;

3° Par l'expérimentation, on doit reproduire les phénomènes de l'intoxication putride en injectant dans le sang des bactéries, et tout le liquide injecté sans bactéries ne saurait donner lieu aux symptômes de l'intoxication putride.

2° *De la réalité de la fermentation intra-organique.*

On invoque pour en témoigner les résultats obtenus par les expérimentateurs qui, de nos jours, injectant dans le sang des dilusions infinitésimales du sang d'un animal intoxiqué par les matières putrides, reproduisent chez un autre les mêmes phénomènes d'intoxication. Cet argument est passible d'une objection capitale que lui oppose Onimus [1]. C'est que dans toute fermentation, les effets obtenus étant proportionnés à la quantité du ferment, il est étrange qu'une goutte de sang septicémique dilué soit plus active que la matière putride elle-même où la quantité de ferment est néanmoins plus considérable. De plus, le sang septicémique perd ses propriétés fermentatives en se putréfiant, et cependant les bactéries ferments deviennent alors plus nombreuses.

Les recherches entreprises dans le but de constater la réalité de cette fermentation du sang admise par Davaine, Coze et Feltz, ont jusqu'à présent donné des résultats négatifs. C'est ainsi [2] que les docteurs Thin et Clementini Gesualdo, en même temps qu'ils notaient l'absence de bactéries dans le sang septicémique d'un animal, ont constaté que l'air expiré de ses poumons ne contenait aucune trace ni d'ammoniaque ni de sulfure d'hydrogène, témoignant de cette fermentation. Disons, il est vrai, que pour Coze et Feltz, la chose s'explique par ce fait que cette fermentation tuerait

---

[1] *Gaz. hebd.*, 1873, p. 411 : Contribution à l'étude de la septicémie.

[2] *Il Morgagni*, 1873.

l'animal à sa première phase, l'inodore, si l'on peut s'exprimer ainsi, et que pour Davaine, les substances produites et caracté-risques de la fermentation s'élimineraient par la sécrétion rénale. Nous croyons fermement que point n'est besoin, pour nier cette fermentation intra-organique, de s'attacher à constater expéri-mentalement l'absence de ces produits d'ordre chimique dans les sécrétions. A ce point de vue, les arguments d'Onimus ont une portée qu'il est impossible de méconnaître, et qui viennent se fortifier encore de cette constatation faite par Vulpian d'une diffé-rence morphologique entre la bactérie du liquide putride injecté et celle du sang du sujet intoxiqué [1].

2° Il ne saurait exister dans le sang, des bactéries en dehors de toute intoxication putride; et dans toute intoxication putride, on doit nécessairement constater la présence des bactéries dans le sang.

Les recherches de Coze et Feltz ont établi la présence de bac-téries dans le sang des sujets atteints d'affections diverses de nature infectieuse. D'autres observateurs ont fait la même remar-que. Mais on ne peut se faire une arme de ces faits contre la va-leur démonstrative des bactéries dans le sang au point de vue de l'intoxication putride; ces maladies infectieuses elles-mêmes pou-vant fort bien être compliquées d'un élément toxique putride. Nous ajouterons même que des considérations assez puissantes plai-dent en faveur de cette opinion soutenue d'ailleurs par Davaine.

La présence des bactéries dans le sang a été constatée à la suite de l'empoisonnement par de la cyclamine (Vulpian), et ces expériences ont été confirmées par celles de Carl de Mosen-geil (*Arch. f. klin. Chir.*, 1873, p. 621), et on a conclu que ces organismes n'étaient que l'expression d'une maladie parasitaire du sang dite bactériémie.

Quant à la présence des bactéries dans le sang des sujets in-toxiqués par les matières putrides, elle est établie par les recher-ches nombreuses de la septicémie expérimentale contemporaine et celles non moins démonstratives à cet égard dans le domaine de l'observation clinique.

Depuis le jour où Hamon, 1827, constatait le premier les pro-priétés infectieuses du sang d'un sujet intoxiqué par des matières putrides, ces expériences ont été répétées à l'infini. Parmi les ex-périmentateurs qui se sont succédés dans cette voie, nous devons une mention particulière à Davaine, Coze et Feltz, dont les tra-vaux ont fourni le point de départ de la discussion académique de 1872 et 1873. Il serait trop long d'énumérer ici toutes les recher-

<hr>

[1] Dicussion, Acad. et Société de biologie, 1873.

ches expérimentales que cette discussion a suscitées, bornons-nous à résumer avec Hénocque l'acquis que nous leur devons : « Elles ont établi d'une façon incontestable que le sang d'un animal intoxiqué par les matières putrides acquiert des propriétés de plus en plus infectieuses en traversant plusieurs organismes, et que la présence des bactéries était constante ». De plus, les symptômes observés ont été ceux de l'infection putride dans ses manifestations les plus variées et quelquefois même les lésions, celles de l'infection purulente (Hénocque et Tillaux, *Gazette hebdomadaire*, 1872, p. 722) lorsque les animaux tardaient à succomber. Ces lésions de l'infection purulente sont aussi constatées dans les expériences de Carville, Troiser et Bochefontaine, communiquées le 1ᵉʳ avril 1873, à l'Académie de médecine, par Vulpian [1].

Les faits expérimentaux ne peuvent donc laisser place au doute touchant la présence des bactéries dans le sang des animaux intoxiqués par des matières putrides. Passons maintenant à l'examen clinique.

Coze et Feltz la constatent dans tous leurs examens de sang pris sur des sujets succombant à l'infection putride et à la maladie qu'ils appellent avec Sédillot septico-pyohémie. Cependant Billroth prétend que la présence d'organismes dans le sang d'individus morts de maladies septiques (érysipèles, septicémie, pyohémie) n'est pas toujours la règle. Dans le sang des érysipélateux, leur présence a été signalée par Hueter, Nepveu, Orth, Recklingshausen, etc. Les examens de sang pratiqués par Panum, Weber, Waldeyer, Klebs, Birsch, Hirschfeld, en établissent, d'après Nepveu [2], la réalité dans les diverses formes d'intoxication chirurgicale. Lui-même déclare qu'ayant pratiqué un grand nombre de fois cet examen au Val-de-Grâce pendant la guerre ou dans les hôpitaux depuis 1868, il n'a jamais examiné le sang d'un septicémique, d'un pyohémique sans y constater la présence d'organismes.

Les résultats de l'expérimentation et ceux de la clinique concordent donc pour établir la réalité de la présence de bactéries dans le sang de sujets intoxiqués par les matières putrides pénétrant dans le sang, à la suite de traumatisme.

3° *De la bactérie, agent essentiel de l'intoxication putride.*

Les preuves sont accablantes qui témoignent du contraire.

Notons d'abord la réalité de l'intoxication putride survenant à la suite de l'absorption de pus absolument dépourvu de tout organis-

---

[1] Ajoutons encore les résultats obtenus par Chauveau. Congrès 1875. Association pour l'avancement des sciences, 23 août.

[2] Mémoire cité.

me, constatée déjà lorsque nous avons traité de l'intoxication putride autochthone.

Remarquons, en outre, que ce qui se passe dans la septicémie expérimentale démontre que les effets obtenus ne sont pas proportionnés à leur nombre.

Du sang septicémique chauffé à 100 degrés pendant un certain temps posséderait néanmoins ses propriétés toxiques. Thin et Gesualdo Clementini, en concluent que le principe virulent du sang septicémique n'est pas la bactérie. On isole ces organismes des liquides septiques ; Panum, dans le liquide filtré, à l'aide des plus forts grossissements Nachet, ne parvient à découvrir aucun organisme, et cependant le liquide injecté reproduit tous les effets de l'infection putride au point de vue des symptômes.

Kussner obtient des résultats d'intoxication identiques avec les liquides filtrés et non filtrés, et particularité bien singulière à signaler, Wolff constate les propriétés plus délétères du liquide filtré contrairement à Klebs, qui voit la mort survenir plus rapide lorsque cette filtration n'a pas eu lieu avant l'injection [1].

Les expériences de Panum nous paraissent décisives [2]. Il fait bouillir le liquide putride et détruit par conséquent les organismes. Son injection dans le sang reproduit l'infection septique. Ce liquide évaporé à siccité et traité par l'alcool absolu à froid et à chaud, le résidu injecté ne donne lieu qu'à peu d'accidents sans importance. Avec l'extrait aqueux, ils sont complets.

Il filtre enfin le liquide putride, le soumet à l'ébullition pendant des heures entières, puis à l'évaporation jusqu'à siccité ; on le digère avec de l'alcool pur froid ou chaud, et dans les deux cas, l'empoisonnement est très-rapide.

En essayant d'isoler les proto-organismes des liquides putrides eux-mêmes qui les renferment, Leplat et Jaillard [3] arrivent à conclure de leurs expériences que les vibrioniens, provenant d'un milieu quelconque, ne produisent aucun accident étant introduits dans le sang, à moins qu'ils ne soient accompagnés d'agents virulents, seuls responsables des effets fâcheux qu'ils peuvent obtenir.

Pour prouver l'innocuité des bactéries, Richardson en avale [4], les retrouve dans le sang et ne constate aucun accident. Et dans le même ordre d'idées ne peut-on pas se demander si le sang normal lui-même n'en contiendrait pas à l'état de santé? Nous sa-

---

[1] *Centralblatt*, 1873, p. 498 et 500.
[2] *Arch. f. path. anat.*, t. LX, p. 302.
[3] Académie des sciences, 1864, *Compte rendu*, p. 250.
[4] *American Journal*, 1867.

vons que la chose est encore en voie de discussion quant à la persistance de leurs germes (Leüders, Hensen, Billroth, Klebs). Mais
on ne peut cependant passer sous silence que ces organismes ont
été trouvés par Nepveu dans le sang d'un sac anévrysmal, le
rein, etc. [1].

On doit à Onimus des expériences fort intéressantes à l'effet de
prouver l'innocuité de ces organismes au point de vue de la septicémie chirurgicale. On les trouve publiées dans un article de critique bien propre [2], selon nous, à calmer l'engouement général qui
avait suivi de près les premières communications de Davaine touchant le rôle de ces bactéries.

Il sépare du sang en voie de putréfaction d'un milieu liquide
(eau) à l'aide d'un papier à dialyse qui laisse passer plusieurs des
principes de la masse sanguine, et qui empêche le passage de
substances albuminoïdes. Il se forme en même temps dans les
deux liquides des granulations mobiles, des vibrions et des bactéries, et tous ces proto-organismes sont absolument identiques.
Ils se sont formés au même moment, dans les mêmes conditions,
ils ont la même forme, les mêmes réactions. De ces deux liquides
séparés uniquement par du papier à dialyse et renfermant tous
deux des proto-organismes identiques, l'un le sang est toxique,
et l'autre ne l'est pas. La conclusion qui s'impose est donc que
dans le sang il y a quelque chose de plus que dans l'autre liquide,
que ce quelque chose est toxique, et que ce quelque chose ne peut
être les vibrioniens, puisqu'ils existent dans les deux liquides.

Loin de nous la prétention d'avoir reproduit ici les expériences
dans leur totalité qui infirment l'opinion, attribuant à la bactérie
un rôle essentiel dans l'intoxication putride. Nous pourrions, sans
profit aucun pour notre démonstration, les multiplier encore. Nous
passerons donc sous silence celles tout aussi concluantes de Lewis
et Cunnynghans [3], de Robin [4], de Ravitsch, de Lewitzky, de Brehm
et celles plus récentes d'Hiller (*Archiv f. klin. Chirurg.*, 1875,
p. 669), exposées au congrès des chirurgiens allemands, 8 avril
1875) ; de Baltus (*Montpellier médical*, octobre et novembre 1874,
p. 334-431), par lesquelles il établit que la bactérie est loin d'avoir
la spécificité virulente dont on la croit douée ; de Zuelzer (*Berlin
klin. Wochens.*, 1874, n° 49, p. 523), qui a vu des bactéries cul-
tivées artificiellement, introduites en quantité relativement consi-

---

[1] Société de biologie, 27 février 1875.

[2] *Loco citato*.

[3] *Journal d'anat. et physiol.* de Robin, 1875.

[4] *Journal d'anat. et physiol.* de Robin, p. 96, 1869, et *Leçons sur les
humeurs*, 2e édit., 1874, p. 553.

dérable sous la peau dans les vaisseaux veineux et artériels d'animaux d'espèce différente, dans la bouche supportées sans inconvénient par l'économie ; celles enfin de Moritz, Traube et Gscheidlen, *Berlin klin. Wochens.*, 1874, n° 37, 14 septembre, etc., pour arriver à celles par lesquelles [1] M. Feltz vient, avec une loyauté scientifique des plus louables, apporter des restrictions importantes aux conclusions de ses premiers travaux faits en collaboration avec M. Coze.

C'est d'abord la confirmation des résultats expérimentaux d'Onimus qu'il apporte devant l'Académie des sciences (30 octobre, 1874) ; plus tard, le 31 mai 1875, il n'hésite pas à conclure que le sang putréfié vieux, dépourvu de tout organisme, a les mêmes propriétés toxiques que le sang en pleine fermentation, et qu'on doit accuser comme cause immédiate de la septicité les principes chimiques développés dans le sang par la fermentation, et non les infiniment petits eux-mêmes. Quant au rôle de ces micro-organismes, celui qu'il leur assigne, quelque déchu qu'il soit de son importance première, n'en est pas moins le seul qu'on puisse leur attribuer dans l'état actuel de nos connaissances.

« Le sang ayant passé par toutes les périodes de la putréfaction jusqu'à sa dessiccation en plein air détermine toujours, au bout d'un certain temps d'incubation, les accidents de la septicémie ; il reste donc toujours dans les matières inoculées des germes qui, introduits dans le sang normal, y développent le travail septique dont les infiniment petits sont l'indice le plus certain. »

Léopold Landau, dans un travail critique (inséré en *Archiv f. klin. Chirurg.*, 17ᵉ vol., p. 527) sur le rôle des organismes inférieurs dans la production des principales complications des maladies chirurgicales, arrive à conclure que les bactéries de la putréfaction ne sont qu'un agent indirect de l'infection putride, elles produisent une fermentation dont les produits résorbés peuvent seulement alors déterminer les phénomènes symptomatiques.

Concluons que le miasme qui donne lieu à l'intoxication putride hétérochthone ne peut être un organisme ferment en tant qu'élément actif par lui-même et sans prétendre par là qu'il ne puisse servir de moyen de transport à un principe virulent seul responsable des accidents produits comme le veulent Billroth, Leplat et Jaillard, Onimus, etc.

---

[1] Académie des sciences, novembre 1874 et mai 1875.

2° Du miasme de nature moléculaire virulente spécifique ou septique.

Nous serions fatalement conduit par l'enchaînement de notre programme à rechercher ici quel est l'état moléculaire de l'élément qui, transporté par l'air, produit l'intoxication putride hétérochthone. Cette tâche, nous ne l'entreprendrons pas, égarés que nous serions au sein des conceptions nuageuses dont la constatation de l'état moléculaire des virus a été l'objet. Nous attendrons donc pour nous prononcer que Chauveau ait assigné des caractères précis à l'organite des matières virulentes [1], et que la méthode stoechiologique dont Papillon réclame le concours à cet effet ait jeté quelque lumière en ce chaos. Disons cependant avec Verneuil [2] que si ce n'était la question d'origine, la désignation de la sepsine sous le nom de virus traumatique ne serait nullement répréhensible, tant ce poison animal a tous les caractères des virus en général quant à sa manière d'agir. C'est avec juste raison qu'il se base sur ce fait d'un virus démontré réel, quoique de naissance illégitime, pour réclamer une révision désirable de la classification encore imparfaite des substances infectantes, inoculables et morbigènes. La seule conclusion formelle touchant l'action de l'air sur les plaies comme milieu miasmatique déterminé, dans ses rapports avec l'intoxication putride hétérochthone, c'est que l'air y apporte un principe contagieux qui n'est pas un organisme ferment, qui agit à dose infiniment petite et jouit de propriétés virulentes incontestables.

[1] Académie des sciences, 5 avril 1869.
[2] Discours du 18 juin 1871 à l'Académie de médecine.

CONCLUSIONS GÉNÉRALES.

L'histoire de l'action de l'air sur les plaies, depuis les temps les plus reculés jusqu'à nos jours, nous la représente d'autant plus exagérée quant à son influence, que la part qui est faite à l'action de l'air sur l'organisme en général est plus considérable.

Les progrès accomplis en ce qui la concerne sont entièrement liés à ceux par lesquels on arrive peu à peu à des notions plus exactes touchant leurs divers phénomènes et la constitution intime de l'atmosphère.

A ce point de vue, le xviiie siècle marque une phase importante, autant par les discussions que cette question suscite que par la perspicacité avec laquelle les chirurgiens de l'époque savent déjà discerner la plupart des rôles que nous lui verrons dévolus à la période contemporaine. Nous croyons avoir démontré, en effet, qu'ils n'étaient pas sans avoir entrevu plus d'une des particu-larités intéressantes de la septicémie chirurgicale, que les travaux de date récente n'ont fait que confirmer.

Dans ses rapports avec les phénomènes locaux :

L'air, en tant qu'air le plus pur, par son action propre, exerce sur les plaies une action irritante qui est due à l'oxygène. Cette action, s'exerçant sur les extrémités nerveuses, occasionne la douleur ; sur les extrémités vasculaires, elle les rétrécit, contribuant ainsi à l'hémostase spontanée et influençant l'apport des matériaux réparateurs qu'elle peut rendre inaptes à la cicatrisation, lorsque son contact se prolonge, en mortifiant les éléments anatomiques ; sous l'influence d'un abaissement de température, ces effets sont exagérés. En somme, pour que l'action de l'air puisse aboutir à des résultats d'ordre pathologique, il faut que le conflit entre l'air et la plaie soit de longue durée.

L'action de l'air sur la plaie comme agent essentiel, cause de leur suppuration, est une opinion qui ne peut se soutenir. L'argument sur lequel on se base, de la non-suppuration des plaies sous-cutanées, ne prouve rien en faveur de cette doctrine. Nos expériences viennent à l'appui de la réfutation qui en a été faite, en démontrant l'adhésion intime des tissus divisés sous l'effort de la pression atmosphérique ; l'absence de toute suppuration ne reconnaît d'autre cause que cette adhésion des surfaces saignantes ; les choses se passent alors comme si la plaie avait été réunie par première intention et revêtue d'une occlusion protectrice.

L'action locale d'un air impur, chargé de miasmes putrides, se traduit sur la plaie par une dégénérescence putride de ses éléments, un phagédénisme résultant de gangrènes moléculaires. La plus haute expression de gravité de cet état porte le nom de complication diphtéroïde contagieuse des plaies.

Dans ses rapports avec les phénomènes généraux.

L'action de l'air froid sur les plaies est une cause des spasmes traumatiques par les effets d'irritation imprimés aux extrémités nerveuses de la plaie.

On ne saurait invoquer une action miasmatique d'un air impur pour expliquer la forme épidémique de ces accidents. L'air n'est pas un facteur essentiel de la fièvre traumatique, mais son contact sur la plaie a pour effet de l'accroître.

L'air chargé de miasmes a pour effet d'accroître la fièvre traumatique, mais on ne peut dire encore si ce résultat est la conséquence d'une action locale sur la plaie ou d'une action générale sur l'organisme. Cette dernière opinion est la plus probable.

A l'état sporadique, épidémique, endémique, les conditions de développement des fièvres chirurgicales sont telles qu'on peut admettre qu'elles sont dues à l'intoxication putride. D'où, pour nous, la nécessité d'établir l'action de l'air sur les plaies dans ses rapports avec les divers modes de manifestation de l'intoxication putride :

1° A l'état autochthone ;

2° A l'état hétérochthone.

Intoxication putride autochthone.

Elle implique trois termes nécessaires : 1° la formation à la surface de la plaie d'une matière putrescible ; 2° putréfaction de cette matière ; 3° absorption de la substance toxique.

L'action de l'air dans ces trois actes est la suivante :

1° Par une action physico-chimique, l'air mortifie les éléments anatomiques, il influence l'apport des exsudats, en agissant par son action propre, sa température, sa pression sur la vascularité et la nervosité de la plaie.

2° La transformation que subit la matière putrescible d'où il résulte la production d'une substance toxique, comprend deux opérations : une transformation virulente dans laquelle l'air ne joue aucun rôle, et une transformation putride qui succède à la première dans laquelle il agit par une action chimique et aussi par l'apport de quelque chose comme l'établissent les faits expérimentaux indéniables dans lesquels on est parvenu à empêcher cette phase de la putréfaction en débarrassant l'air de ce quelque chose; ceci soit dit bien entendu sans préjuger de la valeur de la théorie qui fait jouer à cet élément atmosphérique, un rôle déterminé. Nous constatons simplement le fait expérimental.

3° Par sa pression, l'air s'exerçant sur une plaie est un agent d'absorption. Il favorise aussi cette absorption indirectement en donnant au pus des propriétés irritantes destructives exerçant leur effet sur les remparts protecteurs de la plaie.

Intoxication putride épidémique hétérochthone.

Il y a plusieurs modes d'agir de l'air sur les plaies, concourant au développement à l'état épidémique de l'intoxication putride :

1° Comme milieu miasmatique en général ;

2° Comme milieu miasmatique en particulier, déterminé, spécifique.

Dans ces deux modes d'intervenir, il est une action de l'air qui leur est commune, celle de se charger au contact de la plaie de quelques-uns de ses éléments morphologiques. Cette action est incontestable et rigoureusement démontrée par l'observation directe à l'aéroscope de l'atmosphère nosocomiale.

Examinons successivement chacune de ces actions de milieux telles qu'on les conçoit.

Milieu miasmatique en général.

L'air chargé de molécules putrides les dépose sur les plaies et par cette action locale hâte la décomposition putride des matériaux de sa surface. Il agit encore sur la plaie par voie indirecte, d'une façon médiate en altérant les fonctions de l'organisme, en modifiant la chair chirurgicale. Cette chair devient par là plus apte à se putréfier. Cet air miasmatique accroît encore le nombre des gangrènes moléculaires de la plaie en modifiant l'organisme (par la débilitation qui en résulte), d'où une influence sur l'apport des matériaux qui doivent donner naissance à l'élément toxique. En modifiant l'organisme par la débilitation qui en résulte, les facultés absorbantes de la plaie sont augmentées.

Milieu miasmatique spécifique déterminé.

Il convient d'établir une distinction parmi ceux qui se rangent à cette doctrine.

Pour les uns, le principe miasmatique transporté sur la plaie serait un virus spécifique au sens propre du mot, ferment organisme pour les uns, à constitution morphologique indéterminée pour les autres.

Les autres considèrent le principe miasmatique comme un poison organique agissant comme un virus, mais s'en distinguant quant à son origine, en ce qu'il ne proviendrait pas d'un sujet virulent lui-même. L'individu qui le fournit serait venimeux pour ainsi dire et non virulent suivant la juste remarque de Verneuil, voulant ainsi spécifier en quoi son opinion diffère de ceux qui adoptent le miasme spécifique pour expliquer l'intoxication putride épidémique.

Dans l'état actuel de la science, l'intoxication par un miasme spécifique virulent est démontrée. On sait aussi que ce miasme n'est pas un organisme ferment, mais quant à pénétrer plus avant pour connaître s'il est virus au sens propre du mot, ou poison organique de la nature des venins, on ne l'a pu encore. (Il est bien établi qu'il est virus puisqu'il est virulent, mais par suite de l'acception donnée à ce mot, le fait que ce virus provient aussi d'une plaie d'un sujet non malade ne lui permettrait pas de lui donner ce nom, il y a donc confusion de langage.) La chose est d'ailleurs de peu d'importance dans la pratique, puisque les effets sont les mêmes. Il est singulier néanmoins qu'on établisse une distinction théorique aussi profonde entre le virus et la sepsine en ayant les mêmes propriétés. Ces deux substances ne sont distinctes que par leur origine; cela démontre, dit Verneuil, la nécessité d'effectuer une révision désirable de la classification encore imparfaite des substances infectantes inoculables et morbigènes.

En résumé, nous voyons le miasme en général et le miasme spécifique, par leur action sur la plaie, concourir à l'épidémicité de l'intoxication putride; force nous est donc de faire de l'éclectisme.

A ce sujet, qu'on veuille bien nous permettre, en terminant, un dernier plaidoyer en faveur de la théorie de M. Robin sur l'état de virulence et de putridité de la matière organique dans ses applications à l'interprétation de l'intoxication putride épidémique.

Des diverses expressions cliniques de cette intoxication, il en est quelques-unes pour lesquelles cette épidémicité se présente avec des caractères tels qu'on a été tout naturellement conduit, à *priori,* à l'attribuer à la contagion miasmatique. Tel est le cas de l'érysipèle, de l'infection purulente surtout. L'infection putride, le type classique décrit par Bérard jusqu'à ce jour, a assez généralement échappé à cette interprétation. Nous nous sommes demandé le pourquoi de cette exception qui venait ainsi rompre l'unité pathogénique et étiologique des fièvres chirurgicales graves quant à leur épidémicité, et nous avons cherché si la raison de cette différence dans le mode de se manifester, ne tenait pas à une différence dans la nature du poison qui donnait lieu à chacune d'elles, un de ces poisons étant virulent et l'autre chimique. Dans cette hypothèse, on s'explique aisément la différence dans le mode de se manifester en clinique. L'érysipèle, l'infection purulente, étant dus à l'intoxication par un principe virulent d'un transport aisé par l'air atmosphérique, on a une épidémicité qui est une contagion miasmatique. L'infection putride étant le résultat d'une intoxication par un poison chimique n'agissant qu'à dose relativement élevée, ce poison n'étant pas transportable par l'air atmosphérique, son épidémicité n'a pas lieu avec les caractères de contagion miasmatique première.

Telle est l'hypothèse dont nous avons poursuivi la vérification en clinique et au laboratoire.

En clinique, nous avons appris que l'érysipèle, l'infection purulente survenaient le plus souvent alors que le pus n'avait aucun caractère de putridité avancée appréciable à l'odorat, et, qu'au contraire, ces fièvres survenaient dans des conditions de la plaie telles qu'elles correspondaient à cette première phase de la décomposition putride que Robin appelle état virulent.

D'un autre côté, l'infection putride classique nous est apparue toujours compliquant les plaies dont le pus, devenu extrêmement putride et fétide, correspondait à cette seconde phase de la décomposition putride appelée par Robin état de putridité.

La clinique nous offre donc déjà des renseignements précieux. Passons à l'expérimentation.

C'est d'abord Maurice Raynaud[1] qui prend quelques gouttes de sang d'une femme se mourant d'infection putride d'un placenta retenu dans la matrice, l'injecte à des lapins sans obtenir aucun effet d'intoxication septicémique. Le sang de ces animaux n'a rien d'infectieux.

Bouley et Collin[2] injectent dans la veine d'un cheval morveux, 250 grammes de sang pris sur un cheval se mourant d'infection putride, suite de gangrène traumatique. Ils font remarquer que le

----

[1] *Gaz. hebd.,* 1873, p. 211.
[2] Discussion à l'Acad. de méd., 1873, *Sur la septicémie.*

sang injecté offrait les caractères de putridité les mieux accusés. Néanmoins, aucun accident ne survient à la suite de cette injection.

Ces faits prouvent donc que le sang des sujets atteints d'infection putride (type clinique), ne possède aucun caractère de virulence et que, par conséquent, la maladie n'est pas le résultat d'une intoxication virulente.

L'infection purulente offrirait-elle ce caractère ?

Maurice Raynaud injecte à des lapins quelques gouttes de sang pris sur une femme se mourant de pyohémie spontanée (l'autopsie confirme le diagnostic)[1]. Il constate des accidents septicémiques chez ces animaux ; leur sang jouit de propriétés infectieuses très-développées. Nous pouvons donc conclure que cette femme était intoxiquée par un poison virulent. Il est digne de remarque que ce poison s'était formé en dehors de tout accès de l'air sur la matière qui l'a produit.

Ce caractère virulent du poison qui donne lieu à l'infection purulente, nous le voyons confirmé par les recherches toutes récentes que Chauveau a exposées au Congrès de l'Association française, pour l'avancement des sciences (Séance du 23 août 1875). Il s'exprime ainsi : « Pour que du pus introduit dans le courant circulatoire soit apte à déterminer des lésions pyhoémiques, il ne suffit pas qu'il soit putride, il faut encore que la putridité de ce pus se soit développée dans des conditions spéciales. On doit admettre pour ce pus, n'hésitons pas à dire le mot si vague qu'il soit, une sorte de spécificité. » (*Mémoires sur l'état pyohémique.*)

Ces conditions spéciales de putridité, cette spécificité, ne les trouvons-nous pas dans la phase virulente de la décomposition putride et dans le poison virulent, suivant la théorie de Robin ?

Pour l'explication des phénomènes de l'intoxication putride épidémique, cette théorie est celle qui se prête le mieux à rendre compte des faits cliniques et expérimentaux. Nous sommes donc conduit à l'accepter, ne la trouvant en défaut sur aucun point au milieu de ce dédale de questions complexes soulevées par les travaux récents dont la septicémie a été l'objet.

Résumant ce que nous ont appris nos recherches sur les causes de l'épidémicité de l'intoxication putride, nous pouvons dire avec Colin[2] : « Ce serait, suivant nous, commettre une grave erreur que de considérer la contagion comme la cause unique des épidémies. »

---

[1] *Loco citato.*

[2] Colin, *Épidémies et milieux épidémiques*, 17.

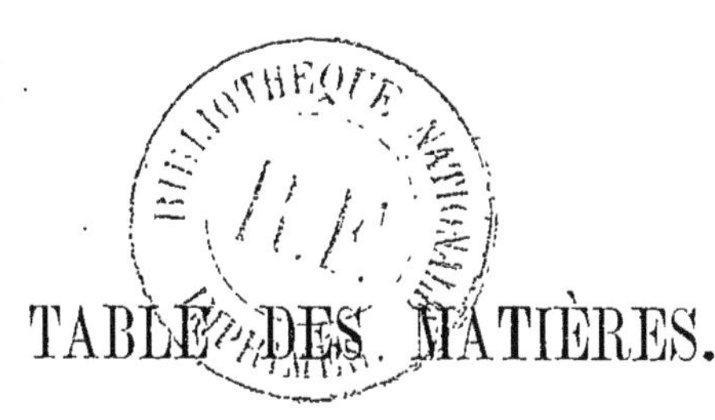

TABLE DES MATIÈRES.

PREMIÈRE PARTIE.

SECONDE PARTIE.

De l'action de l'air sur les plaies telle qu'on peut la déterminer dans l'état actuel de nos connaissances. — Examen critique des interprétations doctrinales dont elle est l'objet.

TROISIÈME PARTIE.

De l'action de l'air sur les plaies dans ses rapports avec l'intoxication putride.

Clichy. — Impr. de Paul Dupont, rue du Bac-d'Asnières, 12.